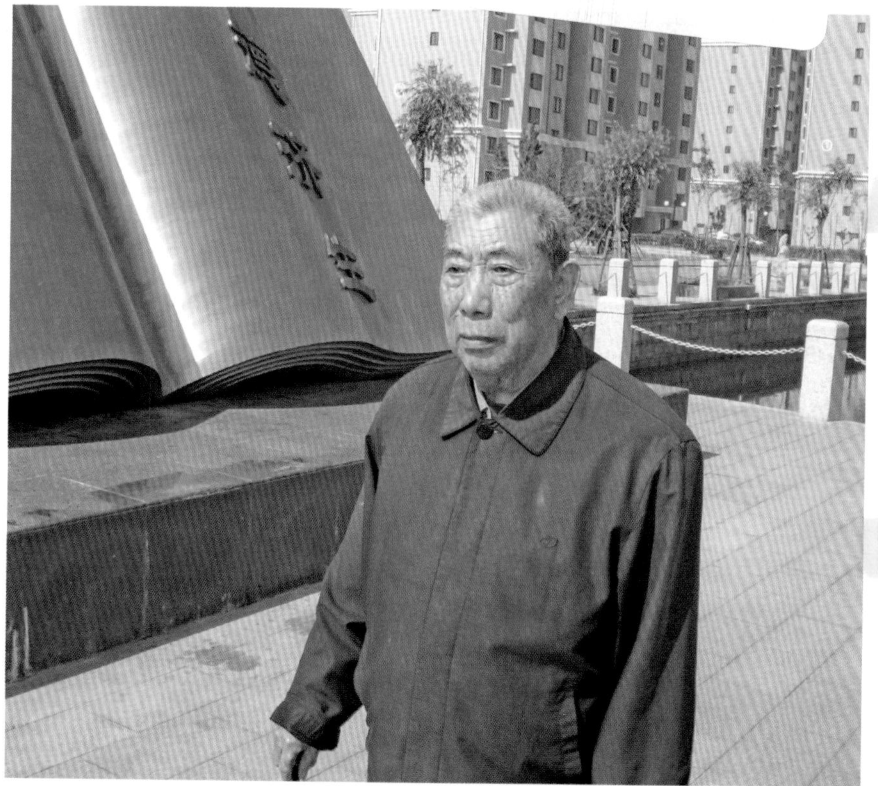

宋健民教授生活照

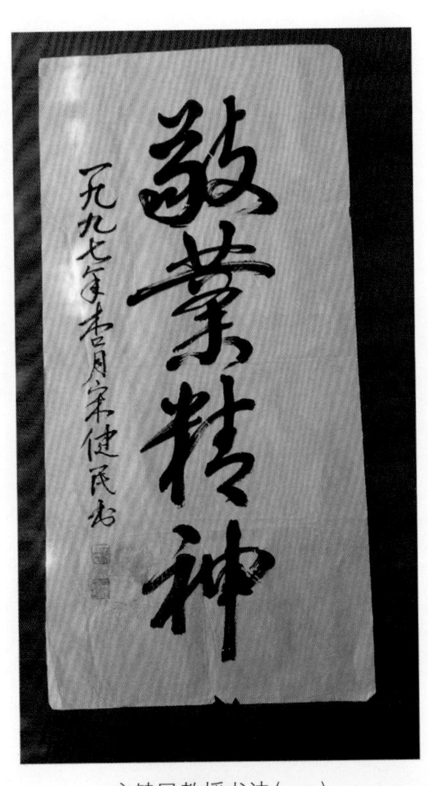

宋健民教授书法（一）

王應震曰見痰休治痰見血休治血無汗不發汗有熱莫攻熱生喘毋耗氣遺精勿濇泄明得个中趣方是醫中傑此真出本之言矣

錄於醫宗必讀

乙亥年菊月宋健民書於萊陽

宋健民教授书法（二）

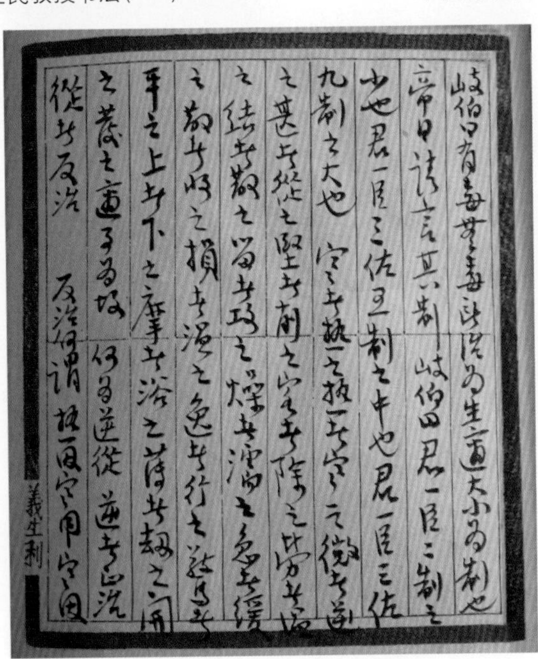
岐伯曰有毒無毒所治為主適大小為制也
帝曰請言其制 岐伯曰君一臣二制之
小也君一臣三佐五制之中也君一臣三佐
九制之大也 寒者熱之熱者寒之微者逆
之甚者從之堅者削之客者除之勞者溫
之結者散之留者攻之燥者濡之急者緩
之散者收之損者溫之逸者行之驚者
平之上之下之摩之浴之薄之劫之開
之發之適事為故 何謂逆從 逆者正治
從者反治 反治何謂 熱因寒用 寒因

宋健民教授年轻时学习笔记

国家级名老中医临床经验实录丛书

宋健民

妇科临证实录

编著 宋健民

中国医药科技出版社

内容提要

本书根据作者多年的从医临床经验总结而成，主要内容分为三部分，包括“概述”“分病论治”“医话”，详载了作者对妇科临床常见疾病的治疗经验及临证感悟，并收入大量验案、验方于其中，内容丰富全面，临床针对性强。书末还有儿科附录，更丰富了本书的内容，增强了全书的实用性。本书适合中医临床医生、中医院校学生、广大中医爱好者等阅读参考。

图书在版编目（CIP）数据

宋健民妇科临证实录 / 宋健民编著. —北京：中国医药科技出版社，2016.9

（国家级名老中医临床经验实录丛书）

ISBN 978-7-5067-8664-5

Ⅰ.①宋… Ⅱ.①宋… Ⅲ.①中医妇科学－临床医学－经验－中国－现代 Ⅳ.①R271.1

中国版本图书馆CIP数据核字（2016）第192796号

美术编辑 陈君杞

版式设计 麦和文化

出版 中国医药科技出版社

地址 北京市海淀区文慧园北路甲 22 号

邮编 100082

电话 发行：010-62227427 邮购：010-62236938

网址 www. cmstp. com

规格 710×1000mm 1/16

印张 10

字数 148 千字

版次 2016 年 9 月第 1 版

印次 2016 年 9 月第 1 次印刷

印刷 三河市国英印务有限公司

经销 全国各地新华书店

书号 ISBN 978-7-5067-8664-5

定价 25.00 元

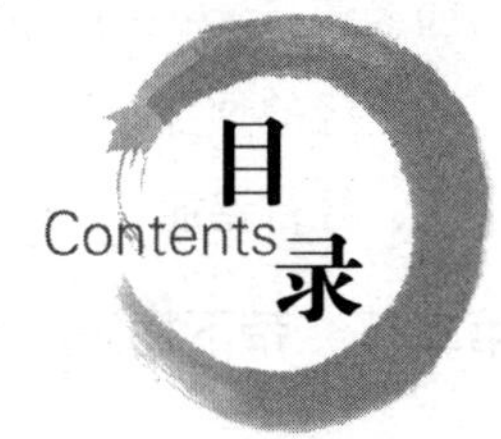

概述 / 1

分病论治 / 13

本书以多年自编授课教材为主线，以临床经验为主要内容，遵古而不泥古，发展而不离宗，诊疗范围涉及临床各科，尤对妇科疑难杂症颇多心得。“气为血帅，血为气母”，故治病当以条畅气机为要。人赖气血以煦之、濡之，气血相贯周身，全赖气机之疏通畅达。一旦气郁不舒，升降失常，则血不畅行，水湿不化，而诸病则由此而生。尤其女子以血为本，气行则血行，气郁则血瘀，故治女子之病首推理气开郁。肝主疏泄，肝之疏泄条达，可使气机调畅，血行不乱。女子之病多因肝气郁结，疏肝理气当为主要治则。特别是不孕症，在针对不同病因治疗的同时，亦多配合疏肝方药。余自拟舒肝助孕汤一方，疏肝理气活血，佐以补肾。对于肝郁不孕，以此方加减化裁治疗，每收全功。另结合多年临床实践，所创立的调气和胃宁、痛经宁、调气崩漏宁、补肾助孕汤等多首有效方剂，均是以“条畅气机”为主，兼以他法。此乃取自《内经》“疏其血气，令其条达，而致和平”之意。

本书将几十年的临床所得，病证方药，有效病例，多有记载。临证感悟，详书于后。药量用法，一应俱全，力求详尽，毫无保留（药量只供参考）。尤其将过去不见于书的妇科“隐疾”，也记载于书，以利应用。所载验方，多为临床实践所用。包括“土单验方”，也多有疗效。既经济实用，又简单方便安全。为叙述方便，分为“概述”“分病论治”“医话”三章。力求言简意赅，事理明白。

本人虽然在中医临床和教学实践中取得了一些成绩，出版过几本拙作，并被山东省政府授予“山东省名中医药专家”称号。但是，由于年事已高，体弱多病，力不从心，书不达意和错漏之处在所难免，敬请同道指正。倘若此书对有志学习中医的学者有所启发和帮助，使岐黄之术得以弘扬发达，则余所望矣！

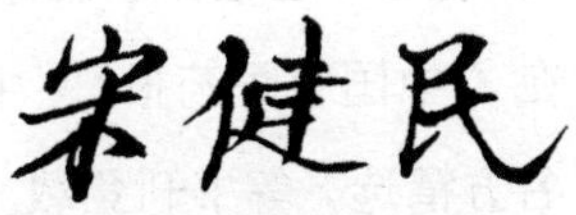

2016年2月

前言

古语云：“医乃仁术，道德为先。”常有学生问起，如何学好中医？答曰：“欲成良医，必修仁德。”余自撰箴言以励志：“医德详明志向坚，通达医理立身先；经书不厌百回读，深思熟虑理自见；勤求古训纳新义，博采众方创新难；学无止境谦受益，集腋成裘永不满。”

因家乡位于胶东半岛黄海之滨，全家以务农为生，小的时候，亲身感受患病求医买药之难，遂萌发了学医志向。15岁时，先师从族伯宋竹铭学医，后拜当地名医于贡卿为师。先后7年，熟练背诵了《药性赋》《汤头歌》《濒湖脉学》《医宗必读》等启蒙书籍，系统学习了《医学心悟》《医宗金鉴》《济阴纲目》《本草备要》《伤寒论》《金匮要略》《内经知要》《难经》等经典著作。并临床学习诊断及针灸等医术。出师后先在家乡行医，以遂少年之志，后在烟台市挂牌行医。

本人从医和教学至今已七十载，深知立德修业之难。医德为魂，医术为本。修业之路，没有捷径。只有勤求古训，博采众方，方能心思日细，巧妙日增。实践中病无常形，医无常方。行医者要知常达变，辨本求源。时代在发展，科技在进步，要继承和发扬中医学，必须与时俱进，不断探索创新。余凡临证每有心得，必记录在册，病案验方，均保管留存。曾摘其要者编入《中国百年百名中医临床家·宋健民》一书出版。自创“特效感冒宁”验方，在《中国中医药报》《中国当代名医名方录》及《首批国家级名老中医效验名方精选》等书刊登载。耄耋之年，出版了《健民医录》一书，91岁时出版了《伤寒论精选解读》。今已年届93岁，将多年临床经验编辑成本书，付梓出版，以供学者临床参考。

医话 / 118

附录：儿科 / 131

概　　述

古人云："不知其常，焉知其变。"诊治妇科疾病，首先要明确妇女的生理与病理特点，先知"其常"，方知"其变"。《内经》曰："女子七岁，肾气盛，齿更发长；二七而天癸至，任脉通，太冲脉盛，月事以时下，故有子；三七，肾气平均，故真牙生而长极；四七，筋骨坚，发长极，身体盛壮；五七，阳明脉衰，面始焦，发始堕；六七，三阳脉衰于上，面皆焦，发始白；七七，任脉虚，太冲脉衰少，天癸竭，地道不通，故形坏而无子也。"

这段经文，对女子的发育和衰退的生理特点，作了比较概括性的叙述。从年龄段讲，女子自七岁到二七为生长期；由二七到四七为极盛期；由五七到七七为衰退期。这与西医所称的青春期、中年期、更年期相吻合。再从月经的初潮和停止及胎孕看，都与天癸有密切关系。天癸是肾中精气充盛的产物。由于肾为先天之本，元气之根，肾中藏元阴元阳，为生命之根。其主精、生髓、通脑，温煦全身脏腑、经络、形体、五液、官窍等，促进生长发育。所以，肾气盛，天癸至，任脉通，太冲脉盛。肝主疏泄、主藏血、主胞胎，胞胎需要肝血的濡养疏泄。所以，肝与任脉的关系较为密切。太冲脉盛，冲为血海，冲脉隶属于阳明。足阳明经属胃络脾，脾为后天之本，水谷入胃，脾胃是气血生化之源。先天肾之阴阳平衡，后天脾之气血充盈，肝（经）的疏泄正常，都是月经按时而来的基本条件。正如《医宗金鉴·妇科要诀》云："先天天癸始父母，后天精血水谷生，女子二七天癸至，任通冲盛月事行。"反之，肾气衰弱，冲任亏虚，精血不足，导致脏腑功能失常，阴阳气血平衡失调，从而引发各种妇科疾病。笔者自编歌诀如下。

诊治妇病贵详明，气血阴阳是本宗。
脏腑重在肝脾肾，经络冲任督带通。
更要分清年龄段，辨证寒热虚实情。
牢记整体查病源，施治方能得其中。

第一节　生理特点

女子的生理特点表现在经、带、胎、产等方面，而子宫是行经和孕育胎儿的器官，冲、任二脉起主持作用，气血是经带胎产的物质基础，脏腑是生化气血之源，经络是运行气血的通路。因此，研究妇女生理特点，须以脏腑、经络、气血为核心，来探讨经、带、胎、产等与脏腑、经络、气血的关系，尤其是气、血、肝、脾、肾在妇女生理上更具有的重要作用。具体生理提纲如下图。

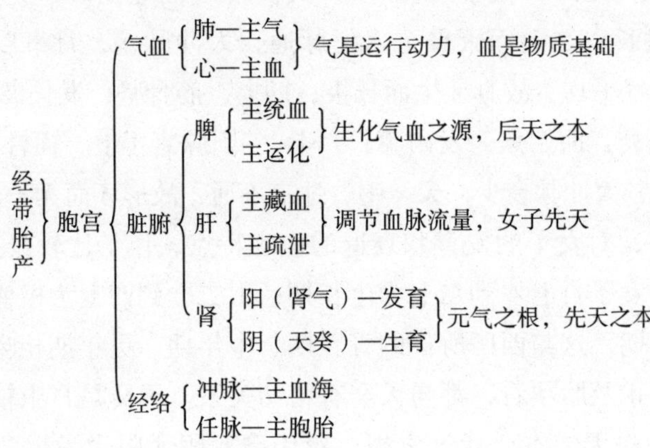

第二节　病理特点

研究妇科病因病机，也要从脏腑气血和冲任的变化中来探索。冲任损伤，气血失调，脏腑功能失常，虽各有不同的发病机制，但三者相互影响。气血不调导致脏腑功能失常和冲任二脉损伤；反之脏腑发病，又必然引起气血失调和损伤冲任二脉；所以冲任二脉损伤，亦会引起气血失调和脏腑功能失常。总之，不论病变起于何脏何腑，病机反映总是整体的。因此，探索病机时，既要了解病在何脏何腑，更要探求其相互间影响，这样才能从千变万化之中找出病机转变的关键。以上所述，仅是产生妇科疾病的主要机制。至于经、带、胎、产等各种疾病的病机及防治，将在各病中分别讨论。女子病理提纲如下图。

热邪、寒邪、湿邪→损伤冲任→迫血妄行、寒凝血滞、湿阻气机→气血不调，脏腑不和→肝伤：吐衄经痛；肾伤：不孕早产；脾伤：带下崩漏→相互影响导致经、带、胎、产等病

第三节 脉 诊

一、脉诊的含义

脉诊是医生通过按触病人寸口脉象以了解病情的诊断方法。

脉：血—心主血，贯通全身；气—肺主气，肺朝百脉→脉始于手太阴肺经—脉口（寸口）

↓

搏动：
- 左：寸—上焦—心（洪）；关—中焦—肝（弦）；尺—下焦—肾（阴）
- 右：寸—上焦—肺（浮）；关—中焦—脾（缓）；尺—下焦—肾（阳）

二、脉诊的原因

通过脉诊可以了解疾病属性、机体盛衰、判断预后等，临床上有重要意义。

观察气血变化：气血失调影响脏腑；脏腑不和影响气血→互相影响于脉—反映正邪盛衰，分辨表里寒热虚实

三、脉诊的规律

脉诊有其规律，重点观注脉位、脉率、脉势。

概述

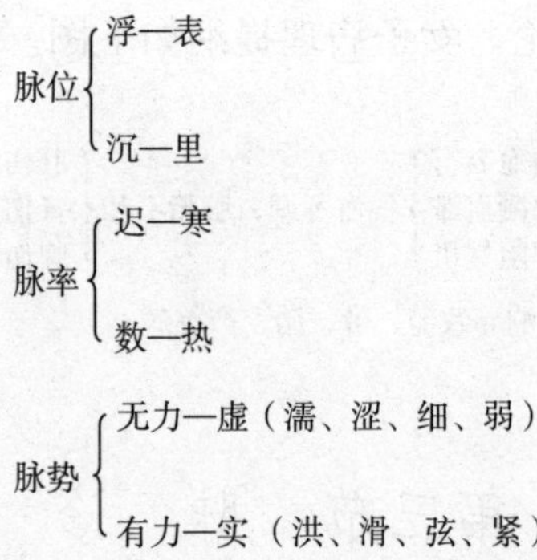

在此基础上，根据其年龄、体质、职业、性别、地区、季节的不同，而掌握其要点。

四、妇科脉诊

1. 诊月经脉

正常一右寸浮盛一月经来潮

- 反常
  - 数洪一血热
    - 数一邪热鼓动，脉行加速
    - 洪一内热充斥，脉道扩大
  - 迟紧一血寒一寒凝气滞，血行迟缓
  - 滑——痰湿一寒伤营血，脉络激搏
  - 濡软一气血虚
    - 滑一血多气少，流利圆滑
    - 细一气血不足，不能充盈脉道或湿气充盈脉道
  - 缓弱（右关）一脾虚
    - 濡一气虚不能内守
    - 弱一气虚不能化湿
    - （濡、弱）正虚一气血不足
  - 弦（左关）一肝郁一气机不畅一肝病
  - 沉涩（尺）一肾虚一血亏津少或血瘀阻碍经隧

2. 诊带下脉

- 带下脉
  - 正常一六脉和缓
  - 反常
    - 六脉滑
      - 数一湿热
      - 迟一寒湿
    - 六脉缓弱一脾虚（右关弱）

3. 诊妊娠脉

妊娠脉
- 正常
  - 六脉滑匀（初小滑，中滑利末滑散）
  - 右寸浮（无外证为二月之征）
  - ——中指一侧动甚
- 反常
  - 六脉沉弱—气血不足
  - 尺脉沉弱—肾气不足
  - ——预防堕胎（指动散乱）

午睡初起，脉为滑疾有力，不可诊断为胎孕；经停似孕最须辨识。大抵积聚脉为弦紧，孕脉多滑数。脉气搏于外，应指而浮。平人脉来细弱，是忧思过度，内伤真元所致。气血困滞则脉沉有力。阳气虚陷，不能升举则沉无力。

4. 诊产后脉

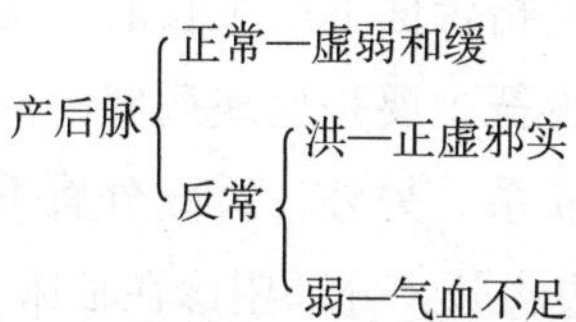

第四节　望　诊

一、望面色

（1）面色青：古人认为色青主痛，并主中恶客忤。临床常可见于肺源性心脏病、心绞痛、胃部或肠部痉挛性疼痛、虫痛、胆结石等患者。若色青紫，则多系循环障碍，血液缺氧所致，常见于心脏病、肺气肿、老年慢性支气管炎、重症肺炎、中毒性休克等患者。

（2）面色白：古称色白属寒，临床观察多属血虚所致，可见于寄生虫、白血病等患者，长期室内工作及营养不良者亦见此色，如极度苍白者，则多见于大失血、休克。

（3）面色黄：古称色黄属脾，主湿及肝脾之病，如黄疸、湿阻、疟疾等。若房事过度者亦可见此色。若两颧见黄褐色者，常见为风湿性心脏病面容。

（4）面色黑：古有色黑为劳之说，古书又称黑疸（面色黑褐、黄褐或青褐，并非纯黑色）。临床观察常见于某些癌症，慢性肝脏病，黄褐色素沉着久而不退者，妇女月经不调及内分泌失调者亦多见于40岁左右中年人。眼眶黑暗多为血瘀。

（5）面色赤：古称色赤属火。多见于急性热病，临床观察发现高血压、颜面丹毒、酒精中毒、麻疹、猩红热等亦见此色。此外，两侧颧赤多见于肺结核，单侧颧赤常见于肺脓肿，其他如戴阳证等。

以上所述为本人临床观察面部病色所得，临床应用时必须四诊合参，并与西医学方法相结合，才可避免失误。

二、望舌象

望舌，是指观察舌质和舌苔的变化以辨识病情。舌质是指舌的肌肉组织，包括形态、颜色等。舌苔是指舌面上所生长的一层苔状物。一般来说，舌质主要是反映内脏的虚实，舌苔主要是反映病邪的深浅、寒热等情况。但两者不能截然分开，而是相互联系。另外，舌面分属不同脏腑，舌尖属心肺，舌根属肾，舌中属脾胃，舌边属肝，分部望诊在临床上有一定的参考价值。

1. 辨舌苔

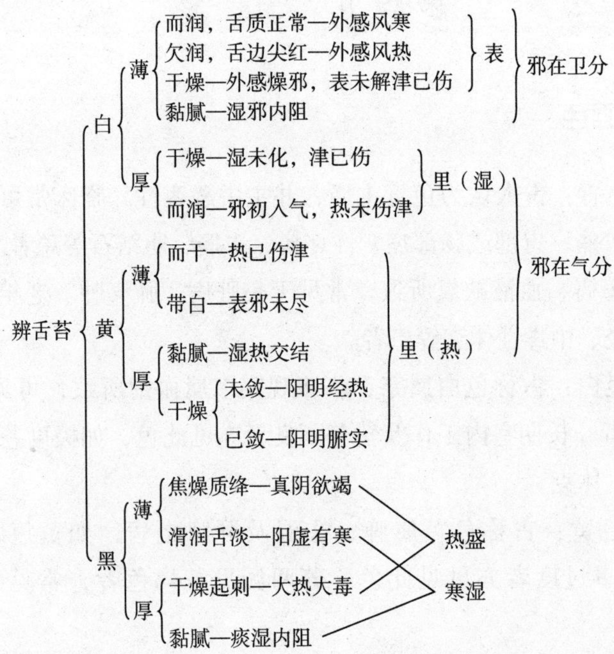

2. 辨舌质

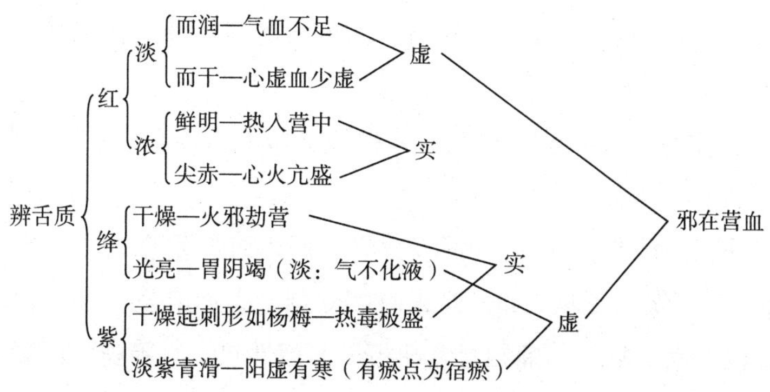

3. 辨舌形

辨舌形：
- 短—火盛（痰浊内阻）
- 痿—阴竭
- 强—动风
- 胀—湿盛（酒毒冲心者多见紫晦）

注：还须具体参考舌体形态和苔质不同情况，如胖瘦、老嫩、芒刺、裂纹、赤痕、剥脱、染苔、假苔等。

三、望人中

人中可作为男女生殖系统疾病的辅助诊断。据上海卫生局资料介绍，正常人的人中长度基本与中指同身寸长度相等。凡是长度不等的，无论男女，“膀胱”“子处”均可能有病变。且长度差别越大，症状就越明显。男则有阳事、生育方面的病症；女则见经、带、胎、产等异常。中指同身寸长度大于人中者较为多见，包罗的病症亦较为广泛。而人中长度小于中指同身寸者较为少见，且常为子宫下垂。若人中沟深者常为子宫后位，或者多为前倾，宽阔者多为子宫肌瘤。

另外，我于1963年到南京中医学院学习时，曾学习过观察人中来诊断子宫的形态位置和功能的妇科病的方法。此方法系由云南老中医袁怀琴50多年悉心观察研究的结果。1958年以来，中西医合作曾对500例妇女的观察，找出了一定的规律。其诊断准确率高达90%左右，值得认真研究发扬。

（一）观察方法及注意点

要根据不同的地区、年龄、病史、面容、体型等情况，综合比较，具体分析。

（1）人中定型：发育成熟以后，人中即定型不易改变，绝经后会有改变，但不明显。

（2）生长发育情况：面色润泽发育好，面色青黑发育迟。其原因为先天气血不足，后天疾病影响（如月经来时多受刺激，影响发育，或食刺激过强之物）。云南妇女多痛经，痛因过食胡椒。而椒性热，宫膜受熬而萎缩，因而致病。

（3）地区：由于地区的不同，饮食起居生活习惯不同，人中类型也不同。云南多旷平型，上海则多上窄下宽型。

（4）体型：体型不同，人中也不同，和身长胖瘦有一定相应比例。

（5）方法：让患者不知，保持其自然状态，从正侧面观察。然后注意其口唇静止及谈笑的动态，才可确定人中深浅，沟缘高低。视偏斜应正对患者，对比上唇中点离两端口角之长短，定其左右。

（二）人中形态和子宫形态关系分型

人中形似水沟之通路，故又名“水沟”。沟直疏通则水流通畅而不致阻塞，沟道浅狭则水流不畅，故其子宫狭小月经量少，周期短，血流不畅而少腹痛。这是一般情况，其型有单纯型亦有兼型。

1. 正常型

（1）形态：人中宜长不宜短，中深而外阔，两侧沟缘清晰，正中不斜。

（2）子宫及其功能：发育最好，子女多，经期准，排卵机会多。

（3）其他：全身情况亦好。

2. 短促型

（1）形态：人中短（短者多见，常兼旷平型）。

（2）子宫及其功能：子宫颈短，月经第1天量多，怀孕易早产、流产（如兼旷平型更易流产，因其宫颈松也）。

（3）其他：怀孕后应注意摄生，减少房事，可用药补其气血。

3. 旷平型

（1）形态：沟浅，沟缘不明显，隐约可见。

（2）子宫及其功能：发育差，常为幼稚型子宫，易血崩、胎漏、习惯性流产，虽可安胎，但婴儿成活率低。

（3）其他：胖人多见，如瘦人见则生殖能力更低，多属先天性其母孕期时患重病，如疟疾、结核、严重腹泻等。其脉尺细小微涩，尺不上关。

4. 漫平型

（1）形态：沟及沟缘均不明显，而呈坦平状。

（2）子宫及其功能：先天性子宫发育不良，宫体、宫颈均小（宫如白果或蚕豆），经少或闭经。

（3）其他：性生活低，但体表可好，可用壮补元阳芙蓉汤增加内分泌。

5. 翘凹型

（1）形态：唇上翘，沟下端陷凹，是圆形圆凹，有大而浅及小而深两种。

（2）骨盆及其功能：大浅者，外骨盆狭小对生产影响不大；小深者，内骨盆小，易致横位异常。

（3）处理：胎位异常可用外转胎位术后包腹，无效可用保胎无忧散。已定型者则难处理。

6. 狭细型

（1）形态：沟缘显著，中凹狭细如针，亦有仅中部明显狭窄，上下部尚宽。

（2）子宫：宫体狭长，宫颈如锥尖，宫口小，如仅中部狭窄则表示宫口小。

7. 上窄下宽型

（1）形态：沟上部细狭，下部较宽（可分轻重两类）。

（2）子宫：子宫后倾，其程度可按轻重不同判定。后倾重者经来时腰酸，不易受孕。

（3）处理：多俯卧式，膝胸卧位，性生活可用垫垫上拳高，二脚上撑易孕。

8. 上宽下窄型

（1）形态：沟上宽下窄（可分轻、重两类）。

（2）子宫：子宫前倾，轻重不同判定其程度，经时少腹痛影响不大。

（3）处理：多仰卧位，可辨证处理，用香附、乳香、没药等治疗。

9. 上下狭浅型（浅窄型）

（1）形态：沟浅而狭窄。

（2）子宫：子宫萎缩，月经紊乱，量少或经闭，色由红渐转黑。由于子宫功能丧失而感少腹冷痛，扪时少腹寒冷、无热、板硬，脐孔部亦冷。

（3）其他：此型多属后天，本病或误用过用鹿茸、肉桂，使内热煎熬子宫，或寒体用凉药伤其子宫，定型后则无此改变（50岁后人中与面部同样萎缩相应），其脉左关（肝）强，性情怪癖性欲旺，精神不舒，有热则口苦梦多，局部可有附件炎、卵巢囊肿、宫颈肥大等。

10. 偏左型

（1）形态：整个人中偏左，或左沟缘向左斜，而右沟缘正直。

（2）子宫：宫体偏右（向左卧，重者可补血，如四物汤等）。

11. 偏右型

（1）形态：整个人中偏右，或右沟缘右斜，左沟缘正直。

（2）子宫：偏左。

12. 弯曲型

（1）形态：人中呈弧形或马蹄形，中段向一侧凸起。

（2）子宫：宫体呈蜗虫型，宫颈位于宫体的四侧，不易受孕，经来腰酸痛，易流产、血崩。

（3）其他：此型少，所见10例左脉大于右脉，关部更显，性格刚躁易怒，有时发音似男子。

13. 横纹型

（1）形态：中部有横纹，横置水沟向两侧伸展，呈弧形凸端向上。此型少，如果在说话微笑时出现或横纹只向一侧伸展或中断者，均不为本型。

（2）只有一子或老年生子。上海曾见一呈波浪型者，生14胎活8胎，凹型可能为多子女者。

14. 双沟型

（1）形态：沟中出现纵而长短不同之浅状隆起，使人中呈完全或不完全之双沟型，亦有隆起在上半或下半，偏左或偏右者（曾见1例水沟中有一点）。

（2）子宫：可能双子宫双阴道，阴道横膈，双沟明显者多为双子宫双阴道，两子宫大小相等，如不明显则不相等。

15. 孕期中出现淡蓝色型

（1）形态：沟中出现淡蓝色，可延及两侧沟缘外侧。

（2）意义：为双胞胎之象（但并非所有双胞胎均显此象），产后2~3个月消失。

（三）临床分析

（1）上海672例，单纯型397例，占59.07%，其中上宽下窄型占30%，正常型占32.18%，旷平型占13.88%，共为85.1%。

（2）兼型以旷平+上窄下宽，上窄下宽+偏右或偏左较多。

（3）类型与年龄：①20岁以下，类型差异分布不明显；②20~40岁之间，随年龄增加旷平型增加；③40岁~60岁之间，正常型与旷平型相近。

（4）应注意定型后不再改变，不可观察疾病。

（四）讨论

（1）《灵枢·五色》载："五脏六腑之疾皆上形于面。"朱震亨曰："欲知其内者，当以观乎外……盖有诸内者必形于外。"《黄帝内经》曰："面王以下者，膀胱子处也。"《内经知要》云："面王以下人中也，子处者子宫也。"

（2）"有诸形于内，必形于外。"的观点是科学的，应研究经络学、胚胎学、内分泌学等，发扬此说。

（3）上为1963年11月10日在南京中医学院学习时，录于李洪涛老师笔记。为防丢失，全文照录。

第五节　治　则

妇科疾病的治疗方法也和其他临床各科一样，根据辨证论治的原则，运用四诊八纲，追求病因，分清寒热虚实，然后确定治疗方法。但妇女由于生理特点，往往引起气血失调，影响肝、脾、肾的正常功能，导致冲任损伤，产生经、带、胎、产等病理特点。因而，在临床治疗中，仍应根据妇女不同阶段的病理特点，运用以下治疗原则，调整和恢复全身功能。

如上所述，经、带、胎、产的病变，与冲任损伤有密切关系。但冲任之所以损伤，又是由于气血失调和肝、脾、肾的功能紊乱所导致。因此，在临床时必须掌握调气血、和脾胃、疏肝气、补肾气等治疗原则。气血调匀，脏腑安和，冲任就能恢复其生理功能。治则提纲如下。

1. 调气血

调气血：
- 气病以治气为主，佐以治血
- 血病以治血为主，佐以治气

2. 和脾胃

和脾胃：
- 虚者补之（健脾）
- 实者泻之（调胃）

3. 疏肝气

疏肝气：
- 郁者散之（解郁）
- 化热者清之（清肝）

4. 补肾气

补肾气：
- 温肾助阳（温补）
- 滋肾益阴（滋补）

分病论治

第一节 月 经 病

月经，是指女子正常发育到了14岁左右时，任脉通，太冲脉的阴血充盛，月经按时来潮。因月经来潮1个月1行，每月如期，经常不变，所以古人称为“月经”，又称“月信”。但要到21岁以后“肾气”才能比较旺盛，生殖系统才能完全发育成熟，月经周期也比较规律。到了49岁左右时，冲任二脉开始衰退，“天癸”逐渐枯竭，月经停止，孕育能力终止。这是女子发育和衰老的一般规律。

从月经的初潮至停止，中间除妊娠期及哺乳期以外，一般都是有规律地按月（28天左右）而至。但也有身体无病而2个月1行的，称为“并月”；3个月1行的名为“居经”，又叫“季经”“按季”；1年1行的谓之“避年”；终身不行经而受孕的叫做“暗经”；怀孕以后仍按期行经而无损于胎儿发育的叫“激经”，俗称“垢胎”。这些都是生理上的个别现象，不是病症。月经除了有规律的周期之外，其量、色、质也有一定的常态。一般每次行经期持续3～4天，多者5～6天即干净；每次出血量平均50～100ml，一般不超过150ml，以来潮的第2~3日血量最多；经色初淡红，后转暗红，最后又转淡红；质不稠不稀，不凝结，无血块，亦无特殊臭气，这些均属正常现象。由于不同人的体质不同或同一人在不同年龄、气候、生活条件等情况下，月经的期、量、色、质等也会有所改变，如无其他病症，也属正常。

月经病，是以妇女月经的期、量、色、质的异常为主要特征。如经期的提前或延后、经量的过多或过少、经色的浅淡或紫黑、经质的黏稠或清稀，以及围绕月经期间及其前后所产生的诸症，均属月经病范畴。常见的月经病有月经不调、痛经、闭经、崩漏等。

月经病的发生，多由气血不调、冲任损伤所致。情志刺激、过食生冷辛辣、房事过度、寒热湿邪外袭、其他慢性疾病影响等，均是损伤气血冲任的重要因素。所以，治疗月经病重在治本。如先因他病而后引起月经病者当先治他病，病去则月经病自愈；若因月经病而后生他病当先治月经病，月经调则他病自除。常用的治疗方法有理气、扶脾、补肾等。理气在于通调气机，以疏肝理气为主，但用药不宜过于香燥，必须佐以养血之药，以免耗气伤血；扶脾在于益血之源，以健脾升阳为主，用药不宜过于甘润或辛温，反致损伤脾阳或脾阴；补肾以填精补血为主，但必须结合助阳之品，使阴充阳足、精血俱旺则经自调。此外，经行之时用药亦当谨慎，一般不宜过寒过热、大辛大散，药量亦不宜过大。当然，如病情需要则不可拘泥常规，应灵活运用以达治病之目的。现将月经病的生理、病理及防治情况概括如下。

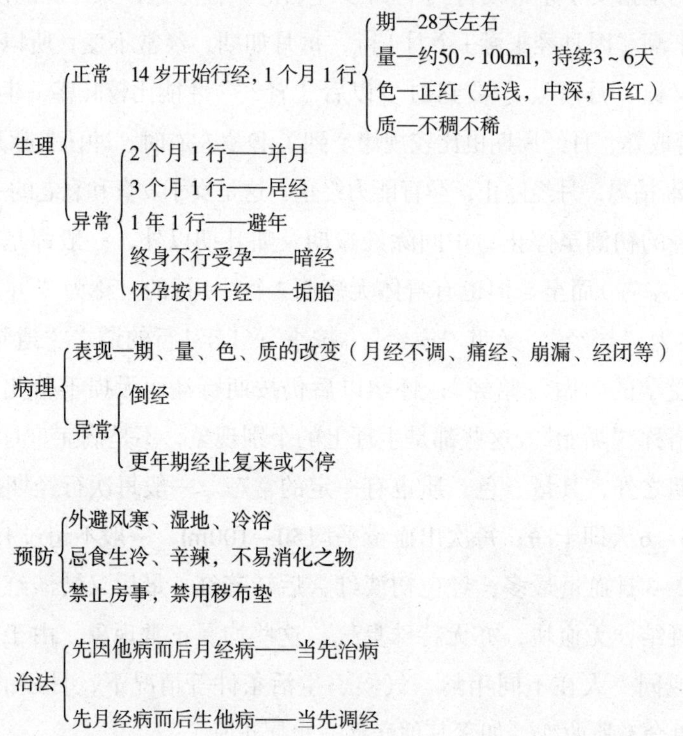

一、月经不调

月经不调，一般是指妇女月经期、量、色、质等方面发生异常改变而言。临床上经期提前7天以上，甚至每月2次来潮者，称为“月经先期”；经期延后7天以上，甚至40～50天才行经者，称为“月经后期”；月经周期或前或后

7天或7天以上者，连续3个周期以上，称为“月经先后无定期”或“经期紊乱”。月经周期正常，若经量超过平时或经期延长，称为“月经过多”；如经量少于平时或经期缩短，称为“月经过少”。

这些改变仅仅是人体病变的一种表象，其实质是人体的气血失调。如月经先期或经量过多者，多由血热气虚所致；月经后期或经量过少者，多由血寒、血虚、血瘀所致；月经先后无定期（经期紊乱）者，多由肝郁气滞、肾虚所致。临床上一般以月经先期，经量多，色红质稠，脉数等为热（若量多色鲜、紫质稠黏、夹血块者属实热，若量少色红、质薄者属虚热，若量多色淡、质清稀者属气虚，即非热即虚）；以月经后期，经量少，色淡质稀，脉迟者为寒；色淡质稀，脉细弱者为虚；色黑质稠，脉弦紧者为实。同时，热证中要分清虚热还是实热；寒证中要分清实寒还是虚寒；实证中要分清气滞还是血瘀；虚证中要分清气虚、血虚还是气血两虚。这虽然仅是一般规律，但总不离寒、热、虚、实四个方面的气血变化。而气血当中又以血为物质基础。所以，治疗月经不调，常以调经和血为主。古今多以四物汤为基本方，随其寒热虚实的具体情况，灵活加减运用。

因为人体自身是一个整体，气血、脏腑、经络等功能是相辅相成，互相影响的，所以气血失调可以引起脏腑功能失常，而脏腑功能失常又可以导致气血失调，气血、脏腑病变均可导致冲、任、督、带四脉的失常。这些变化，最终总会影响人身气血的变化。因为女子以血为主，血病多累及于气，调血常须调气，且“气为血之帅，血为气之母”“气行则血行，血和则气调”，气调则有助于血调。所以，治疗月经不调，首先要调理气血。笔者自制“调经宁”一方，以“四物汤”调血，合“香苏散”与“青囊丸”调气，作为调经的基本方随症加减，效果明显。诊治要点如下图。

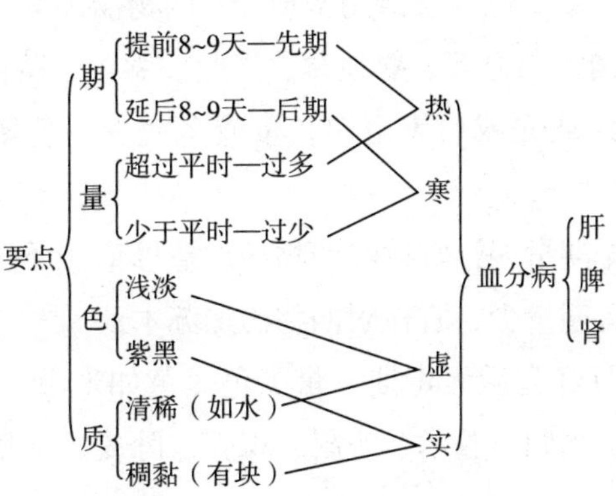

（一）验方

1. 调经宁的运用（自创方）

［药物］熟地黄30g，当归15g，白芍15g，川芎9g，紫苏梗20g，香附15g，陈皮12g，乌药12g。

［用法］水煎服或作冲剂。

［功效］调经养血。

［主治］月经不调，小腹胀。

［方义］本方是根据《万病回春》一书中的“调气养血汤”而创。方中以熟地黄补血，当归和血，白芍敛血，川芎行血；再加紫苏梗行气，香附理气，陈皮宣气，乌药散气。使血中之血守而不走，血中之气走而不守。血虚得补，血热得清，血滞得疏，共奏调气养血之功。

［加减］（1）血热：先期量多色红去熟地黄、川芎，加生地黄30g，牡丹皮10g；若先期色紫质稠，属实热，加黄芩、黄连（芩连四物汤），或加小蓟、地榆、益母草、泽兰、茜草等；若先期量少色赤质黏，属虚热，加地骨皮、牡丹皮（地骨皮饮），亦可用两地汤。笔者常加丹参、卷柏、元参等。

（2）血寒：后期量少色暗，去熟地黄、白芍加吴茱萸6g，小茴香10g。量少色暗黑有块属实寒，治用艾附暖宫丸（四物汤加艾叶、香附）。笔者常加吴茱萸、小茴香、肉桂、广木香等；若量少色暗淡质清稀属虚寒，治用温经汤（吴茱萸、当归、川芎、赤芍、桂枝、干姜、半夏、人参、牡丹皮、阿胶、麦冬、甘草）。笔者常加肉桂、川附子、巴戟天、枸杞子、牛膝等。

（3）气虚：先期量多色淡质稀，加黄芪30g，党参30g，或用举元煎（白术、升麻、甘草、黄芪、党参）加减。

（4）血虚：后期量少色淡质清用圣愈汤（四物汤加党参、黄芪）加减。笔者常加大枣、龙眼肉、鸡血藤、熟地黄、当归、党参、黄芪、何首乌等。

（5）血瘀：月经或先或后无定期，量或多或少，色紫有块，加桃仁9g，红花9g。

（6）热瘀：多先期量多，宜桃红四物汤加益母草、泽兰。

（7）寒凝：多后期量少，宜桂附四物汤加苏木。

（8）湿瘀：多月经先后无定期，量少色黑黄如米泔，质黏腻，治宜芎归苍香枳陈汤（川芎、当归、苍术、香附、枳壳、陈皮、半夏、茯苓）。

（9）气滞：小腹胀痛或乳房胀痛加郁金9g，橘叶9g，川芎9g，牛膝15g，生麦芽9g；经行有血块小腹痛加五灵脂9g，蒲黄9g。

2. 丹栀逍遥散加味的运用

［药物］柴胡9g，当归12g，白芍15g，茯苓12g，白术9g，炙甘草3g，牡丹皮9g，栀子9g，加橘叶、香附、郁金、生麦芽等。

［用法］水煎服。1日1剂，早晚分2次服。

［功效］疏肝解郁，凉血调经。

［主治］经期提前，乳房胀痛，烦躁易怒，口苦咽干，小腹胀痛，脘痞纳差，苔薄黄，脉弦数，证属肝郁血热。

3. 玉烛散的运用（《儒门事亲》）

［药物］熟地黄30g，当归15g，白芍15g，川芎9g，大黄9g，芒硝9g，甘草6g。

［用法］水煎服，1日1剂，早晚分2次，空腹时服。

［功效］养血清热，泻积通便。

［主治］经期提前，口渴喜饮，汗出身热，尿黄，大便秘结，苔黄，脉数有力，证属气实血热。治宜清热凉血，通便调经。

4. 两地汤加味的运用（《傅青主女科》）

［药物］生地黄30g，地骨皮9g，元参15g，麦冬9g，白芍12g，阿胶12g，加牡丹皮9g，栀子9g，青蒿9g。

［用法］水煎服，1日1剂，早晚分2次服。

［功效］养阴、清热、调经。

［主治］经期提前，手足心热，两颧潮红，心烦少眠，口糜舌烂，舌质红，苔薄黄少津，脉细数，证属阴虚血热。

5. 固经丸的运用（《妇人良方大全》）

［药物］炙龟甲30g，炒白芍15g，炒黄芩15g，炒黄柏15g，炒椿皮10g，炒香附10g，墨旱莲15g。

［用法］水煎服，1日1剂，或共为细末，开水冲服。

［功效］滋肾、清热、调经。

［主治］肾阴虚热。症见经期提前，腰骶酸痛，小腹略胀，兼有行经鼻中

出血（俗称倒经），苔薄黄舌质红，脉细数。

【**按语**】上述2、3、4、5各方，皆属治月经不调血热证之方，临证可根据气血虚实之不同，酌情择方。如患者平素有内热，每因情志刺激或过食辛辣等，引起热邪炽盛，属实热。热盛上炎，血流加速，故见面舌红赤、脉象滑数等。亦可用芩柏四物汤（生地黄30g，白芍9g，当归9g，黄芩9g，黄柏9g，牡丹皮9g，地骨皮15g，青蒿12g）治之，以黄芩、黄柏、青蒿清热凉血，当归、生地黄、白芍、牡丹皮、地骨皮调经滋阴凉血；若属虚热证，多见于体瘦和结核病患者，由于阴虚火旺，故经量少，手足心热，虚火上炎则颧红舌赤而干。亦可用芩柏四物汤去苦燥之黄芩、黄柏，加元参30g，麦冬9g，阿胶9g，以养阴清热；若兼有乳房、胸胁、小腹胀痛，多属肝经气滞，可选加香附、乌药、青皮、橘叶、川芎、丝瓜络、生麦芽、王不留行、路路通等以疏肝理气通络；若经行不爽，夹有血块，多属火灼血瘀，可加丹参、泽兰、益母草、卷柏等凉血祛瘀。

常用加减药物：黄芩、黄连清实热；牡丹皮、元参清虚热；量少色黑加卷柏；量多有块加益母草、小蓟；色淡加生地黄、熟地黄；经期或先或后、量或多或少，乳胀胁痛，加柴胡、青皮、乌药、香附、郁金等。

6. 暖肝煎加减的运用（《景岳全书》）

［药物］当归9g，枸杞9g，小茴香6g，肉桂6g，吴茱萸9g，广木香3g，乌药6g，熟地黄30g，川芎9g，牛膝30g。

［用法］水煎服，1日1剂，早晚分2次服。

［攻效］散寒、暖肝、调经。

［主治］寒郁肝经。症见经期延后（月经后期），胁下及小腹冷痛而胀、怕凉，脉弦迟，舌淡胖。

7. 加味金匮肾气丸的运用（《金匮要略》）

［药物］熟地黄24g，泽泻9g，山药12g，茯苓9g，山萸肉12g，牡丹皮9g，肉桂3g，炮附子3g，加补骨脂12g，鹿角胶9g，狗脊12g，羌活9g。

［用法］水煎服，1日1剂，早晚分2次服。

［功效］补肾、温阳、调经。

［用法］水煎服，1日1剂，早晚分2次服。

［主治］肾阳虚寒。症见经期延后，腰骶酸冷作痛，膝软脚冷，畏寒，小腹冷，小便清长，舌淡，脉细弱。

8. 温经汤加减的运用(《金匮要略》)

［药物］吴茱萸9g，当归12g，白芍12g，川芎9g，桂枝9g，半夏12g，人参9g，牡丹皮6g，阿胶(冲服)12g，麦冬9g，生姜9g，甘草6g。

［用法］水煎服，1日1剂，早晚分2次服。

［主治］月经不调，血寒证(分实寒证、虚寒证)。

(1)实寒证：经期延后，量少色暗红，质稀有块或有腥臊气，色青白，肢冷畏寒下腹冷痛，得热则减，舌润苔白，脉沉紧。实寒证宜温经行滞，方用：党参12g，当归12g，赤芍9g，川芎9g，桂枝9g，干姜9g，莪术9g，牛膝9g，甘草6g。

(2)虚寒证：经期延后，量少色淡，质稀薄，腹痛绵绵，喜暖喜按，头晕短气，腰酸无力，面色灰白，舌淡，脉沉迟无力。虚寒证宜补血温经扶阳，方用：熟地黄18g，山药18g，枸杞9g，杜仲9g，党参12g，当归12g，川芎9g，肉桂9g，干姜9g，牛膝9g，甘草6g。

［加减］腹绞痛属寒凝血滞，加吴茱萸、小茴香温经祛寒；腹隐痛属阳虚血少，加肉桂、枸杞、巴戟天、牛膝养血温经；腰痛溲清属肾阳虚，加补骨脂、杜仲、续断；量多加焦艾叶；量少加党参、鸡血藤；身痛加桂枝、羌活。

【按语】月经不调实寒之证，多由经、产之际身体暂虚，过食生冷，感受寒凉之邪而引起。寒邪乘虚搏于冲任，血寒凝滞，运行不畅，故经行后期，量少色暗有块；寒阻血脉，阳气失运，故下腹冷痛得热则减，肢冷畏寒，面色青白，舌润苔白，脉沉紧。上述诸症，总为血寒凝滞之象，故以温经汤温经行滞。方中桂枝、干姜温经散寒；当归、赤芍、川芎、牛膝、莪术活血行滞；寒邪在里多伤于气，故加党参、甘草以补气。气足则邪易去而血易行。如属月经不调之虚寒兼痛经证，本方加减治疗亦有良效。如素体虚弱，阳气不足，阴寒内生，常发为虚寒证。阳虚影响血的生化，不能温煦胞宫，故经期延后、色淡量少；阳虚不能行血，故下腹隐痛绵绵不休；头为诸阳之会，阳虚不能上荣，则头晕面色灰白；腰为肾之府，阳虚肾气不足，故腰酸无力；阳虚则生血和运血力均弱，故见舌淡，脉沉迟等。治用当归、熟地黄以补血；枸杞、杜仲、牛膝补肾通经活血；肉桂扶阳散寒。如寒甚加附子，兼小便清长频数者，加补骨脂、益智仁、桑螵蛸等。

9. 加味八珍汤的运用（经验方）

［药物］熟地黄18g，当归12g，白芍12g，川芎9g，白术9g，茯苓9g，甘草9g，党参12g，黄芪12g，五味子5g，远志5g。

［用法］水煎服，1日1剂，早晚分2次服。

［功效］补血、扶气。

［主治］月经不调，血虚证。症见经行延后，量少色淡质稀，面色萎黄，倦怠无力，眼花，心悸，舌嫩色淡，脉细弱。治宜补血为主、佐以扶气。

［加减］血少脉细，心悸少寐属心血亏虚，加枣仁、龙眼肉、茯神补血安神；量多加棕榈炭，量少加鸡血藤。中成药用十全大补丸、十珍片。

［验方］①丹参、红糖各30g，水煎服；②丹参、棉花根各30g，水煎服。

【按语】本病多由久病体衰引起，或因亡血、营血亏耗、血海不能按时而满，故月经后期，量少色淡；血虚不能充盈经脉、营养周身，则身体虚弱、面色萎黄、皮肤不泽；血虚气亦不足，故倦怠无力；血虚不能养肝则眼花，不能养心则心悸，不营于舌则舌嫩而淡，不充于脉故脉虚而细。本病主要矛盾在血，血虚而气不足，故治宜补血为主，佐以扶气。药用当归、熟地黄、白芍、川芎补血和血，远志入心安神，党参、黄芪、白术、茯苓、甘草扶气，五味子补肺宁心。肺气足则心血得运，而营血自足，诸症自愈。若兼阴虚五心烦热可加生地黄、麦冬等以滋阴；肝肾虚腰腿痛可加杜仲、牛膝、续断等以补养肝肾。

10. 过期饮加减的运用（经验方）

［药物］当归15g，赤芍9g，川芎9g，桃仁9g，红花9g，莪术9g，牛膝9g，木通9g，香附12g，肉桂6g。

［用法］水煎服，1日2次，早晚分服。

［功效］活血行瘀，理气通经。

［主治］月经不调，血瘀证。症见月经延后，或量少色紫黑有块，或小腹胀痛拒按，面色多青暗，舌多暗红边有紫点，脉沉涩或弦。

［加减］经量多、身痛、胃痛加益母草、茜草、五灵脂；经量少、身痛、胃痛加苏木、羌活、草果；中成药用益母膏、坤顺丹、香苏散。

［验方］益母草30g，红花9g，水煎服；或去红花，加茜草15g，水煎服；或加黄酒引。

【按语】因瘀血阻于胞宫，故经行延后，或量少色紫有块，小腹痛而拒按；经脉受阻，血行不畅，故面色暗滞，舌边有瘀紫斑点，脉见沉涩；血瘀气亦滞，故小腹发胀或脉见弦象。此为瘀血内停，经行受阻所致。故以桃仁、红花、当归、赤芍、川芎活血行瘀；莪术、香附行气破血；木通、牛膝、肉桂温而引血下行。如苔黄口燥者，去肉桂加牡丹皮凉血通经。

11. 举元煎加味的运用（《景岳全书》）

［药物］黄芪24g，人参9g，白术9g，升麻6g，炙甘草3g，加木香6g。

［用法］水煎服，1日1剂，早晚分2次服。

［功效］益气调经。

［主治］月经不调，中气不足。症见经期提前，面色苍白，神疲肢倦，小腹空坠感，大便溏薄，苔白脉虚无力。

12. 补中益气汤加减的运用（《脾胃论》）

［药物］黄芪15g，党参15g，白术9g，陈皮9g，当归9g，升麻3g，柴胡3g，龙眼肉9g，甘草9g。

［用法］水煎服，1日1剂，早晚分2次服。

［功效］补气摄血。

［主治］月经不调，气虚证。症见月经先期，量多色淡，质多清稀，神疲心悸，气短懒言，面色苍白，舌淡而胖，脉虚弱。

［验方］①棉花根、红糖各30g，水煎服；②墨旱莲30g，水煎服；③棉花根、仙鹤草各30g，水煎服。

【按语】脾主中气而统血，气虚则不能统血，冲任失固，故月经先期量多，色淡质稀；气虚不能充养心神，则神疲心悸，气短懒言；气虚不能生血则舌淡、脉虚弱。病虽反映在血分，而矛盾主要方面在于气，故以补气为主。用党参、黄芪、白术、甘草补益中气；佐以当归、龙眼肉补心生血；升麻、柴胡升提中气，陈皮调气，气足则经病自愈。若经多不止，可加棕榈炭、墨旱莲以止血；失眠可加枣仁、茯神以安神；食少便溏可加山药、炮姜以温中健脾；若食少倦怠，经后白带多可重用党参、黄芪；经行呕吐，胃气上逆加香砂六君汤；经行泄泻，脾气下陷加参苓白术散；或用中成药如归脾丸、人参养荣丸、人参健脾丸、补中益气丸等。

13. 归脾汤的运用(《济生方》)

［药物］党参12g，炒白术9g，炙黄芪18g，茯苓12g，甘草6g，当归12g，远志9g，炒枣仁15g，龙眼肉15g，广木香6g。

［用法］水煎服，1日1剂，早晚分2次服。

［功效］补益心脾，引血归经。

［主治］心脾两虚。证见经期延后，心悸、失眠、多梦、倦怠、食欲不振，面色皖白或面部及下肢浮肿，舌苔薄白，质胖，脉无力。

14. 加味逍遥散的运用(《太平惠民和剂局方》)

［药物］柴胡9g，当归12g，白芍15g，白术9g，茯苓12g，炙甘草3g，煨姜3g，薄荷9g，加合欢皮15g。

［用法］水煎服，1日1剂，早晚分2次服。

［功效］疏肝解郁，养血健脾。

［主治］经水不调。时受精神刺激，肝郁气乱，气血不能舒畅，影响冲任，症见经水忽前忽后，经量时多时少，色时红时淡，情绪不佳，胸胁闷胀，食欲不振，舌质红苔白，脉象细弦，乃肝郁血虚，脾运失健。

［加减］若气郁化热，潮热心烦，经水提前，舌红苔黄者，上方加牡丹皮、焦栀子(血虚月经提前，产后乳汁自出属郁者)；若肝郁火旺而引起血崩，治以平肝开郁止血汤，逍遥散去茯苓，加生地黄、牡丹皮、三七、黑芥穗；若血虚甚，月经由不定期而至经闭，可加熟地黄(黑逍遥散)；若肝郁夹有湿热下注的青带，用逍遥散去当归、白术加茵陈、栀子、陈皮。

【按语】当归、白芍养血以柔肝体；白术、茯苓、甘草健脾和中；柴胡清芳流动之品，以疏气郁；煨姜、薄荷同用，辛凉配以辛温，泄木健脾而不伤胃，促进食欲。牡丹皮、栀子清泄郁热。若属肝肾不足之月经先后无定期，可用定经汤(《傅青主女科》)加减：熟地黄15g，当归30g，菟丝子30g，白芍30g，山药15g，茯苓9g，柴胡6g，炒荆芥6g，水煎服。

15. 乌药散合四逆散加减的运用(经验方)

［药物］乌药12g，香附12g，当归12g，芍药12g，川芎9g，柴胡9g，青

皮9g，郁金9g。

［用法］水煎服，1日1剂，早晚分2次服。

［功效］疏肝、理气、调经。

［主治］月经不调，肝郁气滞证。症见月经先后无定期，量或多或少，色质较正常，小腹胀痛或胸胁胀闷，或经前、经期乳房胀痛，精神抑郁，易怒善叹息，舌暗滞，脉弦。

［验方］香附、丹参各30g，水煎服。

16. 定经汤的运用(《傅青主女科》)

［药物］熟地黄15g，当归30g，菟丝子30g，白芍30g，山药15g，茯苓9g，柴胡6g，荆芥(炒)6g。

［用法］水煎服，1日1剂，早晚分2次服。

［主治］肝肾不足，月经不调，月经先后无定期。

【按语】本证多由情志伤肝诱发，肝失疏泄则气血运行逆乱，冲任不调，故使经期紊乱先后不定，经量或多或少；肝气不舒，致肝经壅滞，故出现胸胁胀闷，或乳房胀痛，或小腹胀痛等现象；肝郁则精神抑郁，易怒善叹息；气机郁滞、血行不畅，故见脉弦，舌色暗滞。总之，本病为肝郁气滞、血行紊乱所致。故以香附、青皮、乌药、郁金、柴胡疏肝理气；以当归、白芍、川芎养血活血调经。如经色淡，兼有脾虚不食、便溏等症，可用逍遥散加减；肝阳偏盛而头晕、舌红、口干者，宜加牡丹皮、栀子；如兼肾虚腰痛、溲频者，可加菟丝子、补骨脂等。

17. 土单验方的运用

(1)治月经先期，血热量多方：生地黄30g，当归10g，白芍15g，小蓟30g，地榆15g，白茅根30g，水煎服。有块加益母草30g；气虚色淡加黄芪30g，党参30g。

(2)治月经先期，血热量少方：生地黄30g，白芍30g，地骨皮30g，牡丹皮10g，丹参30g，有块色黑加卷柏30g，水煎服。

(3)治月经后期，血寒量少色暗方：熟地黄30g，当归10g，白芍15g，川芎9g，小茴香9g，肉桂9g，水煎服。

(4)治月经后期，血寒量多色暗方：艾叶15g，阿胶10g，熟地黄30g，当归9g，白芍15g，川芎6g，水煎服。

（5）治实热证月经不调方：茜草30g，小蓟30g，水煎服。

（6）治虚热证月经不调方：地骨皮30g，水煎服。

（7）治实寒证月经不调方：艾叶12g，小茴香9g，丹参18g，黄酒、水各半煎服。

（8）治虚寒证月经不调方：艾叶15g，红糖30g，水煎服，或酌加当归15~30g，肉桂9g，以养血助阳。

（9）治气虚证月经不调方：棉花根30g，仙鹤草30g，水煎服。

（10）治血虚证月经不调方：丹参30g，红糖30g，水煎服。

（11）治气滞证月经不调方：香附10g，乌药10g，水煎服。

（12）治血瘀证月经不调方：卷柏30g，水煎服。

（13）治倒经方：当归15g，红花9g，川芎6g，桃仁9g，赤芍15g，牛膝9g，夏枯草15g，陈皮6g，甘草9g，代赭石15g，水煎服。

（14）治经水已断复来方：妇女经水已断多年复来，淋漓不断，并非恶性肿瘤患者。药物：熟地黄100g，枸杞子50g，白芍15g，枣仁15g，当归9g，水煎服。

（二）验案摘要

案1　裴某，女，19岁，乳山人，1981年5月来诊。自述14岁月经来潮，一切均正常。于19岁时忽感每次来月经前即乳房胀痛，小腹亦隐隐胀痛，至今已5个多月。服用各种调经药无效。刻诊脉弦，舌苔质正常，属肝郁气滞，治宜疏肝理气。

［处方］熟地黄30g，当归15g，白芍15g，川芎9g，紫苏梗20g，香附15g，陈皮12g，乌药12g，郁金15g，生麦芽15g。水煎服，1日1剂，连服6剂即愈。

案2　王某，女，20岁，乳山人，2011年4月来诊。自述半年前每次月经来潮前5天，开始胃胀痛，月经量少色正，症见脉弦舌暗，二便正常，诊为气滞血虚，治宜理气养血。

［处方］紫苏梗30g，香附15g，陈皮20g，乌药15g，丹参30g，檀香9g，砂仁6g，水煎服，1日1剂，连服10剂而愈。

案3　王某，女，24岁，本校员工，1995年5月来诊。过去曾患有痛经病，服痛经宁已愈，以后又出现每经行腹泻呕吐，服腹泻宁亦治愈。近来又因结婚后，引起月经量多，有血块色红，脉弦数，舌苔黄质红。诊为血热成瘀，治以凉血祛瘀之药。

［处方］生地黄30g，当归10g，赤芍15g，白芍15g，泽兰10g，益母草30g，水煎服，当月服5剂即愈。

案4 崔某，女，26岁，工人，1981年7月来诊。月经不调半年多，曾服各种调经药不效，故来就诊。自述每次月经来潮，一般延后10多天，量少有块，小腹冷痛，汗出恶风，干咳恶心，不欲饮食，二便正常，脉浮无力，舌淡苔白。诊为风寒外袭，营卫不调，气虚寒凝，治以温经汤加减。

［处方］桂枝9g，赤芍10g，白芍10g，甘草9g，姜半夏9g，生姜3片，党参30g，麦冬10g，吴茱萸6g，小茴香10g，蒲黄6g，五灵脂9g，当归10g，水煎服，连服10剂而愈。

案5 杨某，女，38岁，已婚，中学教师，1999年8月来诊。患者自述月经量少，色黑有小块，妇科检查为附件炎。小腹压痛并有失眠多梦，健忘，偏头痛，伴见黄带。查舌苔腻，脉弦细。辨证为血热血瘀，湿热下注。治宜凉血祛瘀，方用柏子仁丸清心热祛血瘀，用散偏汤治肝郁湿热，用孔圣枕中丹安神止痛。

［处方］柏子仁30g，当归9g，生地黄15g，卷柏30g，泽兰10g，牛膝30g，赤芍30g，白芍30g，川芎9g，白芷9g，郁李仁9g，白蒺藜9g，柴胡9g，白芥子6g，土茯苓30g，龟甲9g，远志9g，天麻9g，荷叶9g。水煎服，6剂见效，继服6剂而痊愈。

【按语】月经量少非热即瘀，一般用两地汤效果不明显。笔者用《医宗金鉴》方“柏子仁丸”加减，效果良好。特别是色黑有瘀血，经量少者必须有卷柏；色淡无瘀血，经量少者用丹参为宜。

案6 刘某，女，13岁。1991年10月来诊。患者月经来潮已半年，每月2次，量多无块，色赤，无腹腰痛，惟头晕无力，面色㿠白，舌淡脉弱。诊为气虚下陷，不能摄血，治宜补气摄血，故用“举元煎”加味治之。

［处方］黄芪30g，当归9g，党参15g，升麻6g，炙甘草6g，生地黄炭15g，炒枣仁15g。水煎服，5剂，11月3日服上方月经即止。为了巩固疗效，考虑少女多为肾气不固，在上方基础上又加熟地黄30g，山药15g，山萸肉

6g。水煎服5剂，再未复发。

【按语】月经量多一般血热者多见，然而气虚者亦不少见。此例为少女气虚下陷，大多都不注意，故录之。

案7 薛某，女，20岁，学生，未婚，1980年10月来诊。患者自述14岁月经来潮，每次月经来潮量多，无块色淡，全身无力，饮食尚可，二便正常，面色萎黄，脉沉无力，舌淡少苔。曾服止血调经药无效，故来诊。自觉无腹痛、腰疼等症，无白带。诊为气虚不能摄血，方用“胶艾四物汤”和“当归补血汤”加味。

［处方］阿胶（烊化）10g，炒艾叶6g，熟地黄30g，当归9g，炒白芍20g，川芎6g，甘草6g，黄芪30g，党参30g，仙鹤草30g。水煎服，10剂即愈。

【附记】胶艾四物汤乃《金匮要略》方，常用于止血多见效。我校已故名老中医王吉甫老师曾用本方加鹿角胶、人参、龟甲胶，治再生障碍性贫血，疗效甚佳。

【按语】月经不调，是指由于卵巢功能不正常所引起的月经周期提前或延后、经期延长或缩短、经量过多或过少而言，是机体平衡失调的一种征象。月经能反映出生殖系统及全身的情况，因此，在临床上不可孤立地看待证型和期、量、色、质的异常，必须从整体观念出发，紧紧掌握病机的内在联系和矛盾各方面的变化，随证施治，有的放矢。例如“血热妄行”常与“肝气郁滞”郁久化火有关；气虚与血虚、寒滞与血瘀、寒证与热证常常互相影响或互为因果而发病；气血之偏虚偏实，可单见也可常因虚实交错而出现。所以，治疗时就需要分清主次先后、局部与整体，妥善处理，才能收到预期的疗效。另外，对月经不调病应重在预防，注意经期卫生。如注意外阴部的清洁；少吃生冷或有刺激性的食物；要胸襟放宽，避免精神刺激；避免洗澡及过重的体力劳动；禁止房事等。

二、崩漏

妇女月经非时而下，突然大量下血不止，或下血淋漓不净，称为崩漏。一般认为“忽然大下谓之崩，淋漓不止谓之漏”。崩是血非时而下（不按周期），量多如注；漏是经血淋漓不净，量少如滴。崩与漏可以互相转化，如崩后气血虚衰，可能转化为漏；漏久不止，病势发展亦可转化成崩。二者虽有轻重缓急不同，但其病机治法基本上是一致的。临床上由于患者的出血量时多时少，不宜截然分开，故常合称之为崩漏。

崩之名最早见于《内经》："阴虚阳搏谓之崩。"称漏下及治疗之首方始于《金匮要略》："妇人有漏下者，有半产后因续下血都不绝者，有妊娠下血者……胶艾汤主之。"崩中漏下的病因病机及症状的描述莫过于《诸病源候论》："崩中之状是伤损冲任之脉，皆起胞内，为经脉之海，劳伤过度冲任气虚，不能约制经血，故忽然崩下，谓之崩中。崩而内有瘀血，故时崩时止，淋漓不断名曰崩中漏下。"至于崩漏的治法，明代方约之先生首先提出："治崩次第，初用止血以塞其流，中用清热凉血以澄其源，末用补血以还其旧。"

崩漏与月经过多的主要鉴别是：月经过多虽出血量多但能自行停止，有一定的月经周期。如果出血无一定的周期性，量多不能自止，或持续几十天不停，或暂停几天又再流血，则为崩漏的特征。形成崩漏的原因很多，如素体阳盛、热邪内郁、迫血妄行；久病气虚，脾失统摄，血随气陷，经期或产后瘀血滞内不去，新血不得归经，形成下血等等。但总不外肝不藏血（血热妄行）、脾不统血（气不摄血）、肾虚亏损、冲任损伤不能固摄所致。即"非热即虚、非虚即瘀"，热、虚、瘀三个方面的转归。临床上可分为气虚、血热、血瘀三个类型（即非热即虚即瘀）。气虚者治宜益气；血热者治宜清热；血瘀者治宜散瘀。但总以凉血、消瘀、益气、收涩为主，抓住出血这个主要矛盾，以"急则治其标""止血以塞其流"为原则，适当配合运用养血药物。在出血止住以后，应继续进行月经周期调整的治疗。这是彻底治好崩漏的关键，应充分予以重视。

（一）验方

笔者临床采用黄连解毒汤（黄连、黄芩、黄柏、栀子）以清火止血，再加保元汤（党参、黄芪、肉桂、甘草）以补气固摄，然后用四物汤去川芎以养血扶本，用三方加减合成自制"奇效崩漏宁"一方，本方还寓有方约之"治崩三法"的意义。临床上不论何种原因引起的崩漏，均可随证加减运用，并能获得满意效果。西医诊断称为子宫内膜炎、附件炎、盆腔炎、宫颈炎及功能性子宫出血，按本法辨治多效。未有严重贫血者的崩漏，均可辨证选择适用下列之方。

1. 奇效崩漏宁方的运用(自创方)

[药物]炒栀子10g，炒黄连5g，炒黄芩5g，炒黄柏5g，党参20g，黄芪30g，甘草10g，当归20g，炒白芍20g，生地黄炭12g，广三七(冲)3g。

[用法]水煎服，1日1剂，早晚分2次服，忌食腥辣。

[主治]刮宫后引起的崩漏(非热即虚)，疗效颇佳。

[加减]①血热甚，经血量多色鲜红加小蓟30g，白茅根30g。兼有血块加益母草30g。②血寒甚，经血量少色暗加炮姜3g，艾叶炭9g；兼血块加刘寄奴30g，苏木10g，红花9g。③气滞小腹胀加枳壳9g，檀香9g；兼胃胀甚加乌药9g，香附9g，紫苏梗30g，陈皮9g，炮姜3g，兼大小便不利加瓜蒌仁15g，滑石10g；兼瘀血加蒲黄炭15g。④肾虚腰痛经量少加菟丝子30g，续断15g，杜仲炭30g；兼失眠加柏子仁30g，炒枣仁30g。⑤心悸加茯苓15g，龙眼肉15g；兼头昏加炒芥穗9g，白蒺藜10g；兼脾气虚、经血量或多或少色淡、面色㿠白，去黄莲解毒汤加升麻9g，炒白术15g；兼阴血虚、经量少色暗，面色萎黄加阿胶10g，仙鹤草30g，贯众炭10g，墨旱莲30g；兼手足心热加地骨皮30g；兼夹水湿加苍术15g，羌活9g，独活9g，藁本6g，防风9g。

2. 四草汤的运用(自创方)

[药物]仙鹤草30g，墨旱莲30g，益母草30g，茜草炭15g，随症加减。

[用法]水煎服，每日1剂，早晚分2次服。

[主治]可作为治疗崩漏的基本方。

3. 益黄生化汤的运用(师传方)

[药物]当归24g，川芎9g，桃仁9g，炮姜3g，甘草6g，黄芪30g，枳壳6g，益母草30g，炒芥穗9g。

[用法]黄酒适量，水煎服，每日1剂，早晚分2次服，一般服5剂即愈。

[主治]药物流产或人工流产引起月经淋漓不断。

4. 举元崩漏宁方运用(自创方)

[药物]炙黄芪30g，党参30g，白术10g，炙甘草6g，升麻4g，贯众炭15g，生地榆15g，荆芥炭9g，仙鹤草30g，茜草炭30g，益母草30g，墨旱莲30g。

［用法］水煎服，每日1剂，早晚分2次服。一般服10剂即愈。

［主治］流产日久，月经淋漓不止。

5. 调气止漏宁方的运用（自创方）

［药物］苏叶6g，陈皮10g，香附10g，乌药10g，炒炮姜3g，加白芍15g，炒蒲黄15g，甘草3g，仙鹤草30g，茜草炭15g。

［用法］水煎服，每日1剂，早晚分2次服。一般服6剂即见效。

［功效］调畅气机，养血、活血、止血。

［主治］气滞腹胀月经淋漓不断，久治不愈。多用于青春期女子的崩漏（青年女子气盛血少者多见）。

［加减］气滞明显者，加重香附、苏叶、乌药用量；气虚者加黄芪30g，党参15g，以补气固冲任；血虚者加当归10g，阿胶12g，以益阴养血；阴虚者加龟甲10g，黑豆30g，地骨皮15g，以滋阴清热；血多色黑有块者加广三七2g（冲），茜草炭15g，以化瘀止血；腰痛者加菟丝子20g，续断15g，以补肾强腰；失眠者加炒枣仁20g，柏子仁30g，以宁心安神；大便秘结者加瓜蒌仁15g，润肠通便；带下多者加薏苡仁30g，以渗湿止带。

【按语】本方系由“绀珠正气天香散”加味组成。曾在《陕西中医》及本校“杏苑报”登载。《景岳全书》云：“此等证候，未有不由忧思郁怒先损脾胃，以及冲任而然者。”此论多与临证相符。妇人以血为本，为气有余而血不足之体，且易善感多郁。情志不舒，易致气机失调、血海不宁、月事非时妄下，发为漏证。此证关键在于气血为病，冲任二脉损伤。故治漏之法总应调理气血，但二者之中又当以调气为先。盖阳统乎阴，血随乎气，治血必先治气，气畅才能血顺，顺则血海宁静，周身之血则安。笔者临床针对崩漏多见淋漓日久，气血皆耗的特点，在方药运用上重平和舒气而勿过用破气，并兼顾血分。故自创“调气止漏宁”一方，结合病情随症加减，多收全功。方中香附为妇科气分之要药，所谓“气病之总司，妇科之主帅”，取其疏利全身气机。但用量宜小，以防其辛散耗气之弊；冲任隶属阳明，取苏叶、陈皮理脾胃之气以调冲任；乌药理气调血；白芍敛阴养血；蒲黄活血止血；炮姜少许，一因“血气者，喜温而恶寒”，用其温养气血，二则与芍药相配，“则能入气而生血”（《本草求真》）；甘草护中调和药性。诸药相合，共奏调畅气机，养血活血止血功效。

6. 调冲崩漏宁方的运用（自创方）

［药物］仙茅10g，淫羊藿30g，菟丝子30g，续断15g，当归10g，白芍20g，知母6g，黄柏6g，柏子仁30g，白蒺藜9g，竹叶15g，仙鹤草40g。

［用法］水煎服，每日1剂，早晚分2次服。

［主治］更年期月经淋漓不断证（阴阳俱虚）。

【按语】崩漏，历代医家颇多论述，治疗亦多有良方，但对妇女更年期崩漏的治疗却鲜有提及。笔者在多年临床实践中，创建新方“调冲崩漏宁”，根据妇女更年期年龄段的特点，用于治疗更年期崩漏确有良效，特此介绍。

7. 归脾汤加减的运用（《济生方》）

［药物］党参24g，黄芪30g，白术15g，炒枣仁15g，棕榈炭15g，阿胶12g（溶化分冲），当归9g，远志9g，甘草6g。

［用法］水煎服，每日1剂，早晚分2次服。

［主治］气虚证，宜补气摄血。症见骤然大量下血，或淋漓不止，时多时少，色淡红而质稀，面色苍白。心悸气短，倦怠乏力，食少便溏，或腰酸腹痛有坠胀感，舌淡苔薄白而润，脉浮大或沉细无力。

［验方］①棉花子30g，炒焦研末，日分2～3次，黄酒冲服；②炒棉花子（研碎）12g，莲房30g，红糖15g，黄酒适量，水煎服；③高粱乌霉（高粱上结的发黑的穗俗称乌霉）30g，日分2～3次，黄酒冲服。

【按语】本证多因久病体虚，脾气不足，或思虑过度，损伤心脾所致。气虚不能摄血，冲任不固，崩漏不止，故出现面色苍白、心悸气短、食少便溏、倦怠无力、经血色淡质稀、舌淡、脉细弱等一系列心脾气血俱虚的证候。方中黄芪、党参、白术、甘草补脾益气；当归、远志、枣仁、阿胶、棕榈炭养心补血止血。腰腹痛或有坠胀感者，可选加续断、杜仲、炮姜、艾叶、升麻等。若患者汗出肢冷，脉微细欲绝，为气随血脱之危重证候，应中西医结合抢救，中医治疗急用独参汤扶正固脱，或加附子以急救回阳。

8. 清热固经汤加减的运用（经验方）

［药物］生地黄24g，地骨皮9g，黄芩9g，牡丹皮9g，地榆炭30g，棕榈炭15g，阿胶12g（冲），甘草6g。

［用法］水煎服，每日1剂，早晚分2次服。

［主治］血热证，宜清热凉血。症见大量下血或时多时少，持续不断，色鲜红或紫红，伴见面色潮红或颧红、烦躁、口干、睡眠不安，或午后有轻微潮热，舌红少苔，脉细数。

［验方］①红鸡冠花60g，炒干研末，每服6g，日2次；②仙鹤草、小蓟、墨旱莲、地榆炭，上药任选1～2味，都用30g，水煎服；③向日葵花盘1个，炒炭，研细末，每服3g，日3次，黄酒送服。

【按语】本证多因平素体质阳气亢盛，或因过食辛辣，或感受热邪，致血热妄行，引起崩漏。大量失血后则阴血亏虚，阴虚则阳亢，故常伴见一系列阴虚血热的证候。方中生地黄、黄芩、牡丹皮、地骨皮、地榆养阴清热，凉血止血；阿胶滋阴益血止血；棕榈炭收敛止血。阴虚气弱者加黄芪、沙参；口渴者加麦冬、天花粉。若因情志过急，肝经火炽，血失所藏而致崩漏者，可伴见胸胁胀痛，心烦易怒，时欲叹息，脉弦数等证。可用上方选加柴胡、香附、栀子、龙胆草等平肝清热药。单纯肝郁血热，阴虚证不明显者，可用丹栀逍遥散加减。

9. 桃红四物汤合失笑散加减的运用（经验方）

［药物］当归12g，白芍12g，丹参9g，蒲黄9g，五灵脂9g，桃仁9g，红花9g，香附9g，山楂炭9g，三七粉1g（分冲）。

［用法］水煎服，每日1剂，早晚分2次服。

［主治］血瘀证，宜化瘀止血。症见出血淋漓不止，或突然大量下血，色紫红或紫黑，有血块下腹疼痛拒按，血块排出后腹痛可暂时缓解，舌有紫点，脉沉涩。

［验方］益母草30g，或茜草炭30g，水煎服。

【按语】本证多因经期或产后不注意卫生、调理，或兼感外邪，影响血流不畅，停积成瘀，瘀血不去，新血不得归经，以致出血淋漓不尽或突然大量下血。小腹疼痛、血紫黑有块、舌有紫点、脉沉涩等，俱为瘀血之征。方中当归、白芍、桃仁、红花、丹参养血活血祛瘀；蒲黄、五灵脂、三七粉消瘀止血；香附、山楂炭行气散瘀止痛。本方适宜于患者虚证不明显时使用，若有气虚表现者，可加用黄芪、党参等。

10. 土单验方的运用

（1）治虚热类型崩漏初期，症见崩漏色紫暗有块，心烦不眠，午后潮热，口干喜凉饮，头晕面赤，尿黄，舌红苔黄，脉沉细数。药物：刘寄奴（破瘀散结）15g，杭白芍（敛阴平肝）12g，贯众炭（清热解毒）15g，藕节（凉血止血）3枚，大、小蓟（凉血止血）各15g，续断（补益肝肾，通利血脉）12g，水煎分服。本方特点，妙在全不用固涩腻滞之品，而奏止崩之效。

（2）治虚寒类型的患者，开始亦可用本方酌加艾炭、炮姜、吴茱萸之类。崩漏日久不止者，可加棕榈炭、乌梅炭、姜炭之类以固涩止血。血止以后，宜气血双补，方用当归补血汤与甲己化土汤配合化裁。

［药物］黄芪15g，当归9g，杭芍12g，甘草12g。

如出血刚止，可酌加续断、藕节以巩固疗效；气虚怯弱加党参、白术；虚热者加牡丹皮、地骨皮；盗汗多加玉竹，自汗多加牡蛎；心悸怔忡加远志，失眠加枣仁，有其他症状均可随症加减。

（3）治气血两虚型崩漏（面白形怯，血少无块，脉弱）。药物：当归9g，白芍9g，炒白术9g，黄芪15g，太子参12g，生地黄炭30g，棕榈炭15g，地榆炭30g，血余炭15g，茜草12g，龙骨30g，牡蛎30g。

［配服］十灰散、白药精、血见愁。

（4）治血瘀型崩漏（月经淋漓不止，服止血药无效）。药物：丹参15g，红花9g，桃仁9g，益母草30g，茜草12g，当归9g。

（5）治血热型崩漏（口干发热，脉数，血多色红）。药物：生地黄炭30g，黄柏9g，黄芩炭15g，栀子炭15g，地榆炭30g，杭芍12g，地骨皮12g。

［配服］三黄丸、青宁丸、十灰散、山藿香。

（6）治气郁型崩漏（因怒而大血）。药物：柴胡6g，杭芍9g，香附15g，青皮12g，枳壳10g，栀子炭15g。

（7）治神经衰弱，夜不成寐，口渴心跳，脉细数，月经淋漓不断（子宫炎）。

［药物］白蒺藜6g，沙苑子9g，生地黄9g，熟地黄9g，砂仁3g，鹿角胶6g，何首乌9g，丹参9g，白芍9g，当归9g，南柴胡4.5g，柏子仁9g，远志6g，茯神9g，阿胶珠9g，炙甘草9g，酸枣仁9g，水煎服。

（8）治崩漏日久不愈

［方一］木耳炭120g，地榆炭30g，贡胶30g，三七9g，共为细末，每服9g。

［方二］治崩漏属瘀血者：灵脂炭（存性）9g，元酒冲服。

［方三］月经淋漓多日不断，药用：生地榆30g，黄酒60g，把生地榆加水一大碗，熬开后加入黄酒，熬数开去渣温服，日1次。

（9）治血崩不止

［方一］用甜杏仁上的黄皮（水泡取皮烘干），烧存性，为细末，每服9g，热黄酒调服。治血崩不止，诸药不效，服下立止。

［方二］用地榆炭，侧柏叶（炒存性），各等份，研为细末，每服6g，治血崩。

［方三］艾条灸隐白穴，治血崩有效。

［方四］用蚕沙一味炒炭研细，每服6g，元酒送服日3次，止血崩。

（二）验案摘要

案1 迟某，女，44岁，商店职工。于1998年2月来诊，自述月经淋漓不止1年多，曾在医院刮宫2次，每刮宫1次能好转几天，但至今仍未痊愈，故来就诊。查脉沉细，舌苔黄腻质胖红，失眠，烦躁不安，口苦，腰痛，自述月经量时多时少，有血块，淋漓不净，饮食欠佳，全身无力，大便稀，小便黄。诊为湿热伤气，脾虚不摄。方用奇效崩漏宁加减：炒栀子9g，炒黄连3g，炒黄芩3g，炒黄柏3g，黄芪30g，党参30g，甘草6g，升麻4g，炒枣仁30g，白术15g，白扁豆30g，墨旱莲30g，菟丝子30g，生地黄炭30g，当归10g，炒白芍15g，续断15g，茜草炭10g，水煎服，连服20剂而愈。

案2 宋某，女，28岁，职工。于1992年4月来诊。自述3天前因药物流产引起月经不断，量少色黑有块，小腹时痛，饮食二便均正常，脉沉涩，舌暗苔白。诊为气虚血瘀，方用益黄生化汤加减：黄芪30g，益母草30g，当归20g，川芎3g，桃仁3g，炮姜3g，甘草6g，五灵脂10g，蒲黄10g，仙鹤草30g，水煎服，连服5剂即愈。

案3 赵某，女，42岁，龙口市，农民。于1998年2月来诊。自述在当地医院人工流产，导致月经淋漓不断，至今1年半。曾服各种中西药治疗仍未好转，故来就诊。面色㿠白，舌质胖大质暗。自觉活动后月经量多色红有块，不动则漏下不断，全身无力，头晕失眠，饮食二便尚可，脉沉无力。诊为气虚下陷，兼热夹瘀，方用举元崩漏宁加减：炙黄芪30g，党参30g，白术10g，甘草6g，升麻4g，炒枣仁30g，贯众炭15g，生地黄炭15g，荆芥炭9g，益母草20g，茜草炭30g，海螵蛸30g，仙鹤草30g，墨旱莲30g，枳壳9g，炒黄芩6g，阿胶（冲）9g，水煎服，开始服3剂即见效，又服3剂血止，又拿走6剂，复信已痊愈。

案4 高某，女，21岁，未婚，职工。患月经漏下病1年多，经多种方法治疗未愈，故来就诊。自述小腹胀痛，月经量多色黑有块，淋漓不断15天，至下次月经又同前。时有黄带，小便不利，大便时秘时稀，饮食尚可，伴见失眠头痛，腰痛，脉弦，舌光赤苔白薄。诊为气滞血瘀，湿热内阻，心肾不交，治用调气止漏宁方加减：苏叶3g，香附10g，乌药10g，薏苡仁30g，白芍15g，蒲黄15g（炒），茜草炭15g，陈皮10g，炮姜3g，瓜蒌仁15g，柏子仁30g，枳壳6g，白蒺藜9g，续断15g，滑石12g，甘草3g，水煎服，连服10剂即愈。

案5 周某，女，20岁，学生。1995年3月来诊。自述患月经淋漓不断1年余，曾在济南某医院用补肾药、逍遥丸与止血剂等均无效。月经来潮即淋漓不断12天左右，脉弦，便赤，苔白薄，伴见鼻炎、胃胀，腹痛即泻等症。诊为气滞血瘀，肝郁化热，治以调气止漏宁方加减：苏叶6g，紫苏梗3g，香附10g，乌药10g，檀香9g，陈皮9g，蒲黄15g（炒），炮姜4g，小蓟炭3g，白芍15g，仙鹤草30g，白术9g，防风6g，荆芥穗9g，茜草炭15g，水煎服，连服6剂即愈。

案6 于某，女，20岁，学生，2010年2月来诊。患者15岁月经来潮，很正常。自到中学上学后，月经淋漓不断1年多。经医院检查为功能性子宫出血，服多种西药无效，故经人介绍来诊。见其面色萎黄，舌色暗淡，苔微腻，每次来月经淋漓不断10多天才逐渐停止，色暗量多无块，下次来潮仍如此前，腰、小腹不痛。辨证为气血不调，冲任不固，故采用调气止漏宁方，连服10剂即愈。

［处方］苏叶6g，香附12g，乌药12g，陈皮10g，炮姜5g，薏苡仁15g，白芍（炒）15g，甘草6g，茜草炭15g，仙鹤草30g。水煎服，连服10剂而愈。

【按语】常见青年女学生患此病，盖因肝脏气机不舒，血行紊乱所致。故用“正气天香散”加味，调气血固冲任，而月经自调，故名之为“调气止漏宁”。案5、6皆属此证型。

案7 王某，女，50岁，职工，于1993年来诊。自述从更年期以来，月经一直不调，忽前忽后，有时几个月来潮1次，有时10~20天来1次，近几个月又淋漓不断，现在有50多天，月经来潮不止，量少色黑，右侧腰痛，轰热汗出，多梦烦躁，6年前检查患子宫肌瘤，当时已作手术。白带不多，二便调，饮食可，舌质淡苔黄腻，脉沉细稍滑。诊为肝肾不足，郁热内蕴，冲任失调，治以调冲崩漏宁方加减：仙茅10g，淫羊藿30g，续断15g，当归10g，白芍20g，黄柏6g，知母6g，菟丝子30g，柏子仁30g，仙鹤草40g，墨旱莲30g，竹叶15g，水煎服，连服10剂即愈。

案8 李某，女，50岁，教师，2004年5月来诊。自述月经淋漓不断半年多，曾服各种止血药，仍不见效。患者现正值更年期，出现一系列更年期症状，故宜调补阴阳而止血，方用调冲崩漏宁。

［处方］仙茅10g，淫羊藿30g，黄柏6g，知母6g，菟丝子30g，续断15g，柏子仁30g，仙鹤草40g，墨旱莲30g，女贞子15g，当归10g，白芍20g，竹叶15g。水煎服，6剂即愈。

【按语】崩漏，与西医学多种疾病的症状类似，如功能性子宫出血、子宫肌瘤、宫颈癌等。本篇所述崩漏的辨证施治方法，主要适用于功能性子宫出血，也可试用于部分子宫肌瘤患者。对出血不止或反复出血的，应进行妇科检查；对更年期妇女出现崩漏不止，特别是绝经以后又出现子宫出血，并且白带甚多，气味恶臭的，应考虑是否患有子宫颈、子宫体的癌症。突然大量出血，可以迅速导致血脱气陷的虚脱危重证候，故应中西医结合治疗，首先采取止血的措施。

中医治疗可采用下列方法：①棕榈炭15g，研末，用温开水调匀，频服。或用血余炭、荆芥炭、地榆炭、莲房炭、棉花子炭等，任选1种，研末冲服。②血崩出现虚脱证候者，用吉林参15g，水1碗半煎至半碗，顿服，渣再煎服。或将吉林参切成薄片，口嚼吞服。若出现四肢冰冷、出汗等“阴脱阳越”之危急证候者，急用吉林参15g，熟附子12g，水煎灌服。

三、闭经

闭经，又称“经闭”或“不月”，都是指以月经不来为主要表现的一种月经病。月经停止不来分为生理性与病理性两种。例如妊娠期、哺乳期、绝经期等无月经周期都属于生理性的。病理性闭经又分为原发性闭经和继发性闭经两种。凡女子年过18周岁，月经尚未来潮，称为原发性闭经。继发性闭经是指已有月经正常来潮后，又超过3个月以上不来潮的。另外，临床上还要注意女子的正常发育。如在月经初潮后，因生活环境变迁，或因精神因素的一时影响，也可能出现暂时性闭经，一般不需要治疗。如果观察半年后仍未恢复者则需辨证施治，当然必须排除早孕。

虽然导致闭经的原因繁多，但总不外乎虚实两大类。虚者多因经血不足，血海空虚，无血可下；实者多因邪气阻隔，脉道不通，经血不得下行。无论是虚是实，“闭者通之”是其治疗的共同原则，亦是治疗的关键。因而，自创“益红通经宁”作为闭经的基础方，随虚实寒热等不同症状，以“虚者补而通之”“实者疏而通之”“寒者温而通之”“热者清而通之”为原则，在临床上加减运用取得了满意效果。

（一）验方

1. 益红通经宁的运用（自创方）

［药物］益母草30g，红花12g，血竭6g。

［用法］共为细末，每服9g，日3次，开水送服。或加入所用的方剂之中一同煎服亦可。

［主治］各种闭经。

［加减］虚者可加柏子仁丸；实者可加得生丹；寒者可加温经汤；热者可加两地汤；痰者可加二陈汤。

2. 加味柏子仁丸的运用（《医宗金鉴》）

［药物］柏子仁30g，熟地黄30g，牛膝30g，续断15g，泽兰10g，卷柏30g，当归15g，赤芍15g，白芍15g，龟甲10g。

［用法］共为细末，每服9g，日3次，开水送服。

［主治］青年女子劳伤心血（用脑过度或考试紧张而致闭经者），补而通之。

3. 得生丹加减的运用（经验方）

［药物］柴胡9g，广木香9g，当归24g，赤芍24g，白芍24g，益母草60g，香附15g。

［用法］共为细末，每服9g，日3次，开水送服。

［主治］成年妇女每因情绪刺激经闭者，疏而通之。

4. 温经汤加减的运用（《医宗金鉴》）

［药物］吴茱萸4g，肉桂4g，当归10g，川芎9g，赤芍12g，白芍12g，干姜4g，半夏8g，党参30g，牡丹皮10g，阿胶9g，麦冬9g，甘草6g，牛膝30g。

［用法］水煎服。或共为细末，每服9g，日3次，开水送服。

［主治］受寒经闭，温而通之。

5. 桂仙汤的运用（经验方）

［药物］淫羊藿30g，仙茅12g，肉桂5g，肉苁蓉30g，巴戟天30g，白术9g，枳壳9g，薏苡仁30g，半夏9g，茯苓15g，陈皮9g，丹参30g。

［用法］水煎服。或共为细末，每服9g，日3次，开水送服。

［主治］肾虚体胖经闭者，化而通之。

6. 治气滞经闭方（经验方）

［药物］香附10g，当归9g，白芍9g，柴胡9g，甘草3g，栀子3g，牛膝15g。

［用法］共为细末黄酒冲服，3天服完。

［主治］气滞经闭。经滞而不行取之阳明，血枯经闭先取少阴后取阳明。

［加减］小腹痛加延胡索15g，大黄3g，红花9g，益母草30g，血竭3g。

7. 土单验方的运用

（1）治妇女受寒经闭方：［方一］鲜姜15g，切成铜钱厚片不断，用黑面饼包好，放炭火烧焦去面，将姜研细末，热黄酒冲服，不能饮酒开水亦可。［方二］炒蚕沙160g，黄酒1斤，水1斤，煎成1斤，分3个晚上服完。治青年、中年妇女因受寒或移居异地而闭经者效。

（2）治妇女血热血瘀经闭方：［方一］丹参30g，茜草30g，水煎服。治中年妇女血热经闭者效。［方二］桃仁9g，红花9g，牛膝30g，三棱10g，莪术10g，刘寄奴30g，泽兰10g，水蛭3g，虻虫1.5g，大黄10g，水煎服。治体实肤燥，腹内有块作痛，血瘀经闭者效。［配服］大黄䗪虫丸、太乙丹或妇科至宝丹均可。

（3）治气血虚经闭方：当归20g，丹参20g，红花8g，泽兰8g，柏子仁30g，川牛膝30g，苏木10g，益母草30g，太子参30g，白术15g，黄芪30g。症见体弱形怯，脉虚弱无力。［配服］养阴痛经丸、补血调经丸或八珍丸均可。

（4）治气滞血瘀经闭方：生山楂30g，鸡内金30g，黄酒为引，水煎服。青年女子经闭者，用之有效。

（二）验案摘要

案1 褚某，女，26岁，学生。于1990年10月来诊，因考大学未能考上，以致经闭2年余，曾服归脾丸、黄体酮均无效。经介绍来诊。症见失眠多梦，腰部疼痛，脉弦无力，舌赤有斑点。诊为血虚瘀热，心肾不交。治以“柏子仁丸”合“益红通经宁”加龟甲10g，生地黄30g，益母草30g，红花9g，血竭3g，水煎服。连服5剂即来月经。

案2 姜某，女，43岁，中学职工。于1994年11月来诊。月经1年半未来潮，身沉重，小腹胀，乳房胀痛，曾服桃红四物汤、蚕沙、黄酒、益母膏等均无效。自认为是早期经闭无法治疗，抱着试试看的想法前来就诊。症见面色暗黄，脉弦涩，舌暗，饮食二便均正常。治以“得生丹”合“益红通经宁”加香附10g，牛膝30g，红花9g，血竭3g，乌药10g，川芎9g，橘叶12g，紫苏梗30g，水煎服，5剂即来月经。

案3 于某，女，33岁，职工。于2001年6月来诊。因月经来潮时曾吃过生冷食物，从而经闭至今已5个多月，再未见月经，故来就诊。症见怕冷，恶心，不敢食冷物，时有饥饿感，全身无力，小腹冷，白带不多，腰不痛，二便正常，脉弦细无力，舌淡黄白。诊为寒凝血滞，气血不足。用“温经汤”加黄芪30g，牛膝30g，益母草30g，血竭3g，红花9g，香附10g，水煎服至3剂，即见月经来潮。

案4 孙某，女，36岁，农民。于1999年1月来诊，闭经1年多，经中西医治疗无效。经介绍来诊，主诉自觉经闭腰痛甚，怕寒凉，白带多，色白稀，无味，饮食二便均正常，脉两尺弱，舌质有瘀斑。诊为肾虚血瘀闭经。治以

"桂仙汤"加菟丝子30g，山药30g，车前子30g，熟地黄30g，当归10g，赤芍15g，川芎9g，桃仁9g，红花9g，血竭3g，益母草30g，牛膝30g，香附9g，水煎服5剂未效，继服5剂月经即来潮。

案5 王某，女，18岁，学生，1964年3月9日来诊。患者因读书用脑过度，常多思少寐而头痛，以至引起月事不来潮，脉细数，舌赤少苔。此症为劳心伤阴，任脉不通。故采用"孔圣枕中丹"加减，以养心阴通任脉。

［处方］龟甲24g，九节菖蒲10g，远志10g，柏子仁30g，生地黄30g，鳖甲10g，牛膝30g，牡丹皮10g，鹿角胶（烊化）3g，益母草30g，红花9g，血竭（为末冲）3g。水煎服，连服15剂，月经来潮，睡眠正常，头亦不痛。

【按语】女子经闭，一般辨证分为虚实。《黄帝内经》云："心脉痹，月事不来也。"西医学认为闭经的原因有全身和局部两种。全身的主要原因有慢性疾病、贫血、内分泌失调等。局部的主要原因有先天性生殖器官发育不全（如子宫发育不良、无孔处女膜、阴道闭锁、无子宫和卵巢等）和后天性生殖器结核、肿瘤、子宫萎缩（如长期哺乳）等。健康妇女在感受风湿（特别是在月经期间）或因环境变迁、精神刺激等因素，也可引发闭经。凡因劳心过度心阴受伤引发之闭经，用"益红通经宁"合"孔圣枕中丹"（龟甲30g，龙骨30g，九节菖蒲9g，远志9g）加减，加柏子仁、生地黄养心安神，临床辨证效捷。我用此方治年轻女子（15～24岁之间）因用脑过度月事不来者，均取得理想效果。例五患者心阴虚即属此例。

四、痛经

痛经，是以妇女在经行前后或正值经期出现小腹剧烈疼痛，甚至痛引腰骶为常见症的月经病。严重者常伴有面色苍白，冷汗淋漓，手足厥冷，恶心呕吐等症。其发病原因，多为气滞血瘀、血虚寒凝所致。传统观点认为"腹痛经后气血弱，痛在经前气血瘀"，然则总不离寒热虚实。一般认为，经前或经行时痛属实；经后或经行将尽时痛（或绵绵作痛）属虚；绞痛或痛而拒按者多属实证、热证；痛而喜按者多属虚证、寒证；得热痛减属寒，得热痛甚属热；胀甚于痛（阵发性时痛时止）是气滞热化，属热；痛甚于胀（持续性）是血瘀寒凝，属寒；胀痛俱甚者多为气滞血瘀，但也存在虚实并见，寒热错杂的情况。临床上比较常见的有气滞肝郁型、寒凝血瘀型和气血虚弱型三种。治疗原则当以通调气血为主，以活血散寒、行气止痛为宜。笔者自创“痛经宁”一方，运用后效果良好。

（一）验方

1. 痛经宁的运用（自创方）

［药物］三棱9g，莪术9g，乌药9g，熟地黄30g（月经量多可改为生地黄30g），当归10g，赤芍30g，白芍30g，刘寄奴30g，牡丹皮10g，肉桂9g，延胡索15g。

此方用三棱、莪术、乌药、延胡索、以行气止痛；刘寄奴、当归、赤芍、白芍、熟地黄、肉桂、牡丹皮以活血散寒。临床运用较广，效果良好。

［用法］水煎服，经行前服，每日1剂，连服5剂。

［主治］痛经。一般多为气滞血瘀者效。

［加减］腰痛加黑豆30g，杜仲10g；恶心呕吐加生姜3片，甚者加代赭石30g；乳房胀痛加郁金10g，香附12g，橘叶15g，川芎9g；头痛加菊花10g，白芷10g；小腹冷痛加吴茱萸5g，小茴香6g。

2. 桂枝桃仁汤的运用（《济阴纲目》）

［药物］桂枝10g，炒白芍30g，生地黄30g，桃仁9g，炙甘草3g，生姜3片，大枣3枚（去核）。

［用法］每日1剂，水煎服。

［主治］因经行受寒而引起痛经呕吐者甚效。

［加味］痛甚者加延胡索15g。

3. 血府逐瘀汤加减的运用（《医林改错》）

［药物］当归12g，川芎6g，赤芍9g，桃仁9g，红花9g，五灵脂9g，蒲黄9g，枳壳9g，青皮9g，柴胡9g，香附15g。

［用法］每日1剂，水煎服。

［功效］疏肝理气，活血逐瘀。

［主治］气滞血瘀型痛经。症见经前或经期下腹胀痛，连及胸胁，或下腹

部扪之有块，疼痛拒按，经色紫黑有块，量或少或多，面色暗滞，舌暗红或有紫点，脉沉弦涩。

【按语】本证多因情志不舒，肝气郁结所致。气机不畅，故胸胁作胀、脉弦。气滞则血行亦滞，瘀阻胞中，经行不畅，故下腹胀痛而拒按，经量时少时多，经色紫黑有块。面色暗滞、舌有紫点、脉涩等均为血瘀之征。方中柴胡、枳壳、香附、青皮疏肝理气；当归、赤芍、川芎、桃仁、红花、五灵脂、蒲黄活血逐瘀，气血运行通畅则痛经可愈。兼有乳房胀痛者，可选加川楝子、橘叶、橘核、丝瓜络、生麦芽等；兼有腰腿痛者，可加牛膝、桑寄生等；兼热者可加黄芩、生地黄；兼寒者可加肉桂、吴茱萸；兼食滞者加神曲；兼湿痰者加半夏等，其他伴见症，均可据症加减。

4. 少腹逐瘀汤加减的运用(《医林改错》)

[药物] 当归12g，赤芍9g，延胡索9g，五灵脂9g，蒲黄9g，川芎6g，干姜6g，小茴香6g，没药6g，肉桂3g，吴茱萸3g。

[用法] 每日1剂，水煎服。

[功效] 温经散寒，活血止痛。

[主治] 寒凝血滞型痛经。症见经前或经行时下腹冷痛或绞痛，得热则痛减，月经排出不畅，量少色暗或质稀，混有血块，面色青白，舌润边紫暗，脉沉紧。

【按语】本证多因经期或产后身体防御能力减低时，下部感受寒冷，或过度饮食寒凉生冷之物，以致寒邪伤及胞宫，血寒凝滞而成。故月经排出困难，量少色暗有块，腹部冷痛，面青舌暗，脉沉紧等，均为寒滞经络，影响气血运行之征。方中小茴香、干姜、肉桂、吴茱萸温经散寒；当归、赤芍、川芎、蒲黄、五灵脂、延胡索活血止痛。或加理气药如香附、乌药等。兼乳房胀痛者可加丝瓜络、荔枝核、橘叶、郁金等。

5. 八珍汤加减的运用(《太平惠民和剂局方》)

[药物] 党参15g，熟地黄24g，何首乌24g，白术9g，茯苓9g，当归9g，白芍9g，延胡索9g。

[用法] 每日1剂，水煎服。

［功效］补益气血。

［主治］气血虚弱型痛经。症见经期或经行后下腹隐隐作痛，绵绵不休，得按则痛减，经色淡红，量少质稀，面色恍白或萎黄，舌淡，脉细弱。

【按语】本证多因平素体质虚弱，行经之后，气血两虚，胞脉失养，故表现出一系列气血虚弱证候。方中党参、白术、茯苓补气；熟地黄、当归、白芍、何首乌补血；延胡索行气散瘀止痛。兼体倦无力，四肢麻木者，可加黄芪、桂枝；兼腰痛者，可加桑寄生、杜仲。阳虚肢冷者加附子；虚热心烦者加阿胶、生地黄、地骨皮；心悸失眠者加酸枣仁。

6. 疏肝汤的运用（经验方）

［药物］制香附15g，广郁金15g，合欢皮20g，焦白术12g，路路通12g，炒枳壳9g，炒乌药9g，赤芍9g。

［用法］水煎服。经前服3～4剂，每日1剂，连续3～4个月，至愈为止。

［功效］疏肝解郁，理气止痛。

［主治］经来时胸闷、乳胀、腹疼。

［加味］乳部结块作痛加王不留行12g、川楝子9g、橘叶15g。

【按语】香附、郁金、合欢皮理气解郁；白术、枳壳行气健脾；路路通疏通肝经气滞；乌药消胀止痛；赤芍活血行滞；王不留行、川楝子消肿散结。本证多由于受精神刺激，以致肝气横逆，引起胸胁闷胀，乳部作胀（每于经前3～4天发生，严重者10～15天）小腹饱胀，于经来后2～3天能自行消失，下次经前又有规律性发作，常能导致不孕。应于经前作胀时治疗。

7. 土单验方的运用

（1）治经行前痛有血块（实瘀痛）方：桃仁9g，红花9g，五灵脂12g，酒白芍15g，香附12g，乳香9g，益母草30g，可配服七制香附丸、失笑散、太乙丹等；治经行后痛喜按色淡量少（虚痛）方：丹参9g，红花9g，酒白芍15g，当归15g，香附12g，五灵脂12g，益母草30g，可配服女金丹、宁坤丸、调经丸等；治兼寒痛方：无论实痛虚痛，如有寒证可配服官桂9g，吴茱萸12g，台乌药9g。

（2）治受寒痛经方：红糖30g，生姜3片捣烂，热黄酒冲服；或用生姜、葱白各120g，同时捣烂，与食盐半斤（或加麦麸）同炒热，布包熨下腹部，反复多次；或单用食盐也可；或用花椒9g，生姜24g，大枣10个，水煎服。

（3）治气滞血瘀型痛经方：生蒲黄9g，五灵脂9g，生延胡索9g，为末，黄酒冲服，早晚各6g；或用益母草、香附各30g，黄酒、水各半煎服。

（二）验案摘要

案1 张某，女，34岁，莱阳人，1991年7月来诊。每于经行时小腹坠胀疼痛，甚则痛不欲生，经期过后即自愈，伴见腰痛，大便秘结。已治疗五六年未愈，故来求诊。经诊查其人精神尚佳，体健，脉弦，舌胖质暗苔白，月经按期而至，量多色暗红有块，痛经时有大便秘结、腰痛等症。诊为气滞血瘀，郁久化热伤阴。故治宜活血化瘀、行气止痛养阴。方用痛经宁加减：三棱9g，莪术9g，乌药9g，刘寄奴30g，当归15g，延胡索15g，赤芍30g，白芍30g，生地黄30g，肉苁蓉15g，黑豆30g，水煎服。每月在经行前服5剂，服3个月即愈。

案2 田某，女，19岁，莱阳人，1992年6月来诊。每月经行时小腹疼痛，痛甚则恶心呕吐。月经量稍多，有块色红，怕凉，脉弦，舌赤苔白薄。诊为血寒凝滞，瘀而化热之痛经，故治以桂枝桃仁汤加减：桂枝10g，赤芍30g，白芍30g，甘草6g，生地黄30g，桃仁4g，延胡索15g，竹茹15g，半夏6g，生姜3片，水煎服，连服5剂即愈。

案3 陈某，女，47岁，莱阳西关人。2000年8月来诊。患子宫腺肌病4年多，久治不愈，经介绍来诊。主要症状是痛经，每逢月经来潮，小腹剧烈胀疼下坠。而且月经淋漓10多天不止，有血块，腰痛，大便秘结，小便黄，头晕，脉弦舌赤苔黄。诊为气滞血瘀，肾虚湿热下注。治以“痛经宁”加何首乌30g，续断15g，肉苁蓉12g，瓜蒌仁30g，滑石30g，枳壳9g，檀香9g，菊花10g，川楝子15g，水煎服3剂。9月21日复诊再服上方5剂症减，惟又见黄带，上方加土茯苓15g，继服10剂痊愈。

案4 李某，女，14岁，学生。自13岁月经初潮时，即开始痛经，每次服止痛药或延胡索片即能好转，近几个月每次来月经量多色红有块，小腹胀痛甚，则呕吐汗出面色㿠白。现正值经行面容痛苦，脉弦涩，舌胖暗苔白。诊为气虚血热，气滞血瘀。治以“痛经宁”加黄芪30g，生地黄炭15g，益母草30g，泽兰9g，蒲黄15g，黑豆30g，生姜3片，水煎服，5剂痛即止。2001年12月5日继服上方5剂，痛经再未复发。

案5　王某，女，20岁，未婚，1989年4月来诊。自述1年前经期淋雨而致痛经，多方治疗未愈。现每于经前3天起，便感小腹拘急不舒，继则疼痛，用手按压或热熨则减，遇寒则剧，经来痛则渐缓，经净方止。月经周期正常，经来量少色暗淡。动则汗出，常感形寒。舌苔薄白，脉缓弱。辨证为冲任虚寒，营卫失和，治宜益气养血，通阳散寒。方用桂枝汤加味：桂枝12g，炙甘草10g，白芍15g，生姜3片，大枣6枚，黄芪30g，阿胶10g（烊化）。经前5日起服药6剂，连服2个周期。2个月后病人来告，服药6剂后经来痛止，再次经潮因故未能服药，亦未复发。

【按语】桂枝汤不仅为治外感名方，妇科杂症亦常用之。本例乃寒邪外袭，伤及冲任，气血虚寒，经脉不畅则痛经。阳弱不固，营卫失调则形寒汗出。方中桂枝温经通阳；冲任隶属阳明，炙甘草、大枣温中益冲任；白芍养血，且白芍、甘草相伍，又能缓急止痛；生姜散寒。加黄芪、阿胶，以增补气养血之力。俟气血充，阳通脉畅，则寒凝自散。况本方尚能外调营卫，此例用之，可有内外通治之妙，是以药到病除。

案6　谢某，女，17岁，2000年9月来诊。患者14岁月经来潮时即感觉小腹有轻微疼痛，后来逐渐加重，发病时曾服延胡索止痛片即止。近1年月经来潮时疼痛加重，小腹胀痛下坠，欲大小便，经量多有块，服各种止痛药无效，故来求诊。见面色正常，舌质有瘀斑，脉涩，气滞血瘀明显。治宜活血化瘀，方用“痛经宁”加减：刘寄奴30g，生地黄30g，当归9g，赤芍30g，白芍30g，三棱9g，莪术9g，乌药9g，牡丹皮9g，延胡索15g，黑豆30g，泽兰9g，益母草20g，生姜3片，水煎服。每月经行时服6剂，连服2个月，经痛即愈。本方临床亦可用于子宫内膜异位症、子宫腺肌病及少女初潮子宫口狭窄等，中医辨证治疗很有疗效。

【按语】痛经，从中医临床实践看，一般因寒邪侵袭、精神刺激、病后失调等因素引起者，治疗效果比较理想。若由生殖器官发育不良的器质性病变所导致者，则治疗较难。本证常与月经不调、带下症等混合出现，应与有关各篇的辨证施治互相参照。

五、经前烦乱

近年来，笔者在妇科临床中，经常遇到妇女经前烦乱一证，曾用丹栀逍遥散、血府逐瘀汤治之均无效。遂思考运用《金匮要略》中的“竹皮大丸”治疗经前烦乱，每获良效。

竹皮大丸的运用(《金匮要略》)

［药物］竹茹20g，石膏15g，白薇15g，桂枝6g，枣肉3个。

［用法］于经前烦乱时服，水煎，每日1剂。

［主治］经前烦乱。

［加减］浮肿加白术9g，茯苓15g，泽泻9g；月经量多加生地黄30g，牡丹皮15g。

【按语】竹皮大丸出自《金匮要略》，为产后“妇人乳中虚，烦乱，呕逆”而设。对其中“妇人乳中虚”一语，历代医家解释不一。归纳起来，不外有三：一云妇人产后，中气不足；又云妇人哺育期间，乳汁去多，中焦虚乏；三曰乳子期中，阴气不足，血虚火胜等。笔者认为，单就文字而言，“乳”作产后解，较为贴切，但若论及临床，竹皮大丸则并非限于新产妇或哺育期之妇人，而以经产妇作论更合实情。因为临床所见，经产妇人，尤在经前，患烦乱呕逆者甚多，投以竹皮大丸，每能药到病除。至于把“中虚”单纯释为中气(或中焦)不足，似与方药不符。故“中虚”含义有二：其一可理解为症状，即自觉心中空虚烦乱不安；其二当从整个发病过程来理解虚的实质。因为妇人(尤其产妇)多为血分不足，气分有余，气有余便是火，火邪作为致病的原因，既可伤阴，又可伤气(壮火食气)。由此可见，本条方证，虽有虚的因素，但主要矛盾还是火热之邪为患。因此，方中用竹茹、石膏、白薇甘寒之品，功在清热，使热去烦自除，佐桂枝配枣肉以化气安中，中安气自益。据此，对竹皮大丸的运用可归纳为两点：一是应用范围，凡经产妇甚或未婚女子，只要证情相符，皆可用之；二是本方用作汤剂，药物用量的比例，当作一定调整。重用竹茹、石膏、白薇，旨在突出清热降逆，安中除烦。

（二）验案摘要

案1 孙某，女，34岁，已婚，1988年10月初诊。每次经前5~6日起，自觉心中烦乱不堪，经后1日自愈，如此反复已2年。经多方治疗，效果甚微。妇科检查未见异常，月经周期正常，量多色红，饮食、二便尚可，舌红苔微黄而干，脉数。辨证为阳热偏盛，冲气扰心。治宜清热降逆，安中止烦。方用竹皮大丸原方：竹茹20g，石膏15g，白薇15g，桂枝6g，甘草9g，水煎服。每于经前烦乱发作时，连服3剂。共服2个月经周期而愈。

案2 于某，女，32岁，已婚，1989年1月来诊。自述近1年来，每于经前7天即出现心烦不安，伴有全身轻度浮肿，多梦头晕，经来自愈。月经按期而至，量多色黑，带下量多色白，舌红苔黄腻，脉弦滑。此乃湿热蕴结，气化不行，冲气上扰所致。治宜清热利湿平冲，化气消肿。方用竹皮大丸合当归芍药散：竹茹20g，石膏15g，白薇15g，桂枝6g，甘草6g，当归15g，白芍15g，川芎6g，白术9g，茯苓15g，泽泻9g。水煎早、晚分服，每日1剂，连服10剂，诸症悉除。

案3 孙某，女，34岁。1989年10月3日初诊。患者曾生一女孩已4岁，自1987年以来，每于经前5~6天，即感心烦意乱，心下空虚，十分痛苦。经后1日自愈，反复发作已2年余，久治罔效。月经按期而行，量少色黑无块，经后干咳，无呕逆，饮食、二便均正常，舌苔微黄而干，脉弦数。此为虚热内扰，冲脉气盛，治宜清热安中。

［处方］竹茹20g，石膏15g，白薇15g，桂枝6g，甘草9g，3剂水煎服，早、晚2次分服。嘱每于经前7日始服，连用2个月经周期而愈。

【按语】经前烦乱不安，是妇科常见症状。究其原因，与热扰心神有关。据临床观察，此类患者多为阳盛体质。冲为血海，起于胞中，胞脉络于心，而心主血藏神。妇人经前太冲脉盛，阳热因之而动，上逆扰心，故见是证。竹皮大丸具有清热平冲之功，俟血热得清，冲气不复上逆，则气顺血安，心神得宁，烦乱自消。例二兼见浮肿，故加当归芍药散，以健脾利湿活血调经而安。

六、经行诸症

经行诸症，包括经前或经后诸症，仅举实践中常见者为例，以为临床实践中参考。

（一）验方

1. 治经行头痛方（经验方）

（1）经后或经期头晕或空痛，面白、心悸、气短、神疲无力。证属清窍失养，治宜补气升清，方用顺气和中汤（亦名顺经汤）。

［药物］党参15g，白术10g，柴胡6g，升麻6g，白芍15g，川芎10g，细辛3g，蔓荆子10g，当归10g，甘草3g，加黄精10g，山药15g，水煎服。若经血有块加红花9g，气虚加黄芪30g。

（2）经行头痛剧烈，如锥刺刀劈，舌有瘀点，舌下静脉紫暗怒张，伴腹痛拒按。证属血瘀阻络，治宜活血通络，方用桃红四物汤加减。

［药物］桃仁10g，红花8g，川芎30g，赤芍10g，延胡索10g，当归12g，白芷10g，川牛膝6g，细辛3g，老葱1棵，水煎服。

（3）经前或经行头两侧胀痛，时叹息嗳气，脉弦。证属气滞肝脉，治宜疏肝理气，方用柴胡疏肝散加减。

［药物］柴胡10g，白芍10g，枳壳10g，香附10g，川芎10g，白芷10g，郁李仁15g，佛手10g，郁金15g，合欢皮20g，薄荷10g，老葱1棵，水煎服。

（4）经行颠顶掣痛眩晕，伴见腰酸，心烦易怒，口苦咽干，脉弦数。证属肾虚肝旺，治宜滋阴疏风，方用杞菊地黄丸或用下方。

［药物］桑叶10g，蔓荆子10g，钩藤10g，薄荷10g，栀子10g，牡丹皮10g，白芍20g，川芎10g，水煎服。

（5）经期头昏沉痛，胸闷泛恶，纳呆口腻，脉滑苔腻。证属痰扰清窍，治宜化痰醒脑，方用半夏天麻白术汤加味。

［药物］半夏12g，天麻12g，白术12g，苍术12g，陈皮12g，茯苓12g，川芎12g，草果仁12g，细辛3g，薄荷9g，水煎服。

2. 治经行身痛方（经验方）

（1）若经行后或血去过多者身痛，属血虚。血虚者宜补之，方用黄芪建中汤。

［药物］桂枝9g，白芍18g，甘草6g，生姜9g，大枣6枚，饴糖30g，黄

芪30g，水煎服。

（2）若无表证身痛者，乃血瘀也。血瘀者宜祛之，方用羌桂四物汤。

［药物］熟地黄30g，川芎9g，白芍15g，赤芍15g，当归15g，羌活9g，桂枝6g，水煎服。常配以秦艽15g，鸡血藤15g，威灵仙15g，水煎服。

（3）在桃红四物汤方内去熟地黄、赤芍，加秦艽、羌活、没药、五灵脂、香附、牛膝、地龙，名身痛逐瘀汤（《医林改错》），主治全身疼痛，麻木不仁。热加苍术、黄柏，气虚加黄芪。曾治一女病人，39岁，全身麻痛而沉重，曾住院针灸及服祛寒止痛之剂，均不见效，请予会诊。见眼眶黧黑，舌有斑点而瘀暗，询其原因是产后受寒所致，伴见头背部板痛，眼睑浮肿，心悸，作心电图及血沉、抗链球菌溶血素“O”等均无异常。月经量少色暗有块，白带多，脉沉涩，诊为血瘀兼湿证。

［处方］牛膝15g，地龙6g，羌活9g，独活6g，藁本6g，秦艽9g，香附9g，甘草3g，荆芥9g，防风9g，黄芪15g，苍术10g，当归10g，川芎9g，茯苓10g，没药6g，桃仁9g，红花9g，土茯苓30g，桂枝6g，水煎服，连服10剂愈。

3. 治经行乳房痛方（经验方）

［药物］香附9g，青皮9g，橘红6g，姜黄12g，白芍9g，当归9g，牡丹皮6g，栀子9g，川芎3g，肉苁蓉9g，枸杞15g，牛膝9g。

［用法］生姜3片、童便作引，水煎服，于经行前1周服5剂，每日1剂，分2次服。

［加减］右胁胀甚加姜黄9g，左甚加枳实9g，或加牡蛎30g，石决明30g。

［又方］川芎9g，桔叶24g，水煎服。

4. 治经行两胁胀痛方（经验方）

［药物］炒荔核9g，酒白芍9g，柴胡4.5g，乌药6g，川楝子（巴豆炒）15g，醋香附9g，青皮9g，陈皮9g，杜仲炭9g，续断6g，艾叶炭6g，阿胶9g，川芎4.5g，延胡索6g，熟地黄9g，砂仁3g，苍术炭9g，黄柏4.5g，炙甘草6g，水煎服。

5. 治经来颜面痤疮方（经验方）

经水来阴血下行，若肝阳失约则湿热蕴结，“郁乃痤”则生疮，总为肝郁火亢所致（肝郁与湿热共存）。

（1）化肝煎：白芍9g，青皮12g，陈皮12g，牡丹皮9g，栀子9g，川贝母6g，泽泻15g，水煎服，每日1剂，日服2次。

［加减］痤疮月经前加重者，加知母9g，黄柏9g，益母草20g；咽痛、目赤、腋肿、皮肤痒痛，加蝉蜕9g，地肤子9g，赤芍9g，薏苡仁20g，丹参9g。

（2）自创方：连翘9g，薏苡仁30g，牡丹皮9g，苍术9g，山楂15g。

［加减］便秘加大黄9g，番泻叶15g；体胖加山楂15g，木瓜9g。

（3）经来颜面痤疮兼身痒者，方用“加味圣愈汤”：黄芪18g，党参20g，生地黄12g，熟地黄12g，当归9g，白芍9g，川芎9g，加香附15g，白蒺藜12g。

［加减］五心热、口干，加地骨皮9g，牡丹皮9g，地龙9g；少腹冷、小便清，加桂枝9g，紫苏9g。

6. 治经来口舌生疮方（经验方）

经水来潮，阴血失养，虚火上炎，致口舌生疮。方用“五痿汤”（《医学心悟》）。

［药物］党参20g，白术10g，茯苓10g，甘草9g，薏苡仁30g，黄柏20g，知母10g，麦冬10g，当归10g，加山药30g，沙参10g，丹参15g，白芍10g。

［加减］如无虚火可去知柏加黄芪30g，黄精15g；失眠加酸枣仁30g，五味子10g；带下清稀加莲须30g，升麻6g。

7. 治经行泄泻方（经验方）

除调经外，常配服参苓白术丸：山药15g，白术9g，党参15g，茯苓12g，甘草3g，白扁豆12g，莲子肉15g，桔梗6g，陈皮12g，薏苡仁24g，缩砂仁9g，水煎服。

8. 治老年回头产（赤带与赤崩）方（经验方）

妇女更年期已过，月经停止或绝经后，又见月经来潮或淋漓不断者，俗称“老年回头产”。

［药物］小蓟根18g，大当归12g，续断12g，川芎12g，阿胶12g，竹茹12g，生地黄12g，地榆炭15g，伏龙肝60g，水煎服。

9. 治经行浮肿方（经验方）

［药物］当归12g，芍药30g，川芎6g，泽泻12g，白术15g，茯苓15g，

水煎服。

曾治一李姓妇女，41岁，1989年4月来诊。患者每于经期面浮肢肿，经净10余日自消，如此反复，已逾半载，曾服归脾丸等无效。来诊时停经1天，症见面色淡白虚浮，双下肢膝下浮肿，按之凹陷，夜眠多梦，每遇劳累，则烦躁不宁，饮食乏味，食量尚可。月经期准、量少、色淡，舌淡脉弦细。证属肝郁血虚脾弱，治宜补血调肝，健脾利湿。方用当归芍药散（即上方），每于经前3天服药5剂，守方共进15剂，浮肿消退，余症亦大减，嘱其饮食调理善后，观察1年未见发作。

【**按语**】肝主血海，为藏血之脏，体阴而用阳。患者素本肝血亏虚，行经之时，阴血下泄，血海益亏，肝失所养，气旺犯脾，脾弱湿停，遂致此症。治当肝脾水血并治，若一味健脾化湿，则徒劳无益。“当归芍药散”乃由三味血药，三味利水药组成。方中当归、白芍、川芎养血调肝；白术、泽泻、茯苓补脾利湿。使气血得和，郁散气化，肝脾两调，故诸症自愈。

第二节 带下病

带下病，是妇女常见的一种疾病，故有“十女九带”之说。带下病，有生理与病理之分。健康妇女阴道流出少量黏稠液体，色白如涕，绵绵不断，通常称为白带，这是正常的生理现象。在发育成熟期，月经前后或妊娠初期，白带可相应地增多，一般均不作病论。如果白带过多，颜色发黄或赤或黏稠如脓，或稀薄如水，或如金丝，或有腥臭味，个别还有感到阴道和外阴异常瘙痒，兼有腰酸腿软或少腹胀痛，以及伴见全身症状的，即为病理性，亦即带下病。

带下病，主要病因是“湿”。傅青主云：“夫带下俱是湿症”，但有内湿、外湿之分，寒热虚实之别。属于内湿的，大都因为脾气虚弱，肾气不足，肝经火郁，化湿下注而成。属于外湿的，大多由于湿热、湿毒所引起。如若行经时不注意卫生，涉水淋雨，以及洗涤用具不洁，湿毒从下部内侵胞宫所致。

在治疗方面，原则是治“湿”。再根据带下的色泽（白、黄、赤、青、黑）、质的黏稠，味的腥臭、量的多少，并结合全身症状与局部体征变化的情况，进行辨证施治。

临床常见的多为白带、黄带、赤带(血丝)、黑带等。所以，笔者自拟“三豆止带宁”一方，临床加减运用，效果颇佳。

(一)验方

1. 三豆止带宁的运用(自创方)

[药物] 白扁豆30g，赤小豆30g，黑豆30g。

[用法] 水煎服。

[主治] 带下证。

[加减] 本方以白扁豆治白带，赤小豆治黄(赤)带，黑豆治黑带。若白带多者加白鸡冠花30g，白芍20g，白术15g；黄带多者加土茯苓30g，薏苡仁30g；夹血丝者加牡丹皮9g，炒栀子9g，炒芥穗9g，刘寄奴15g；黑带多者加黄连(炒)9g，车前子15g。

2. 健脾止带宁的运用(自创方)

[药物] 党参30g，白术15g，茯苓15g，甘草6g，陈皮9g，山药30g，芡实30g，白扁豆30g。

[用法] 水煎服，每日1剂。

[主治] 脾虚白带多者，饮食倦怠无力。

[加减] 兼肝郁加柴胡9g，荆芥穗9g，白芍20g；若白带多且偏于虚寒者，可用苍术9g，白术9g，山药50g，车前子9g，甘草15g，陈皮6g，人参6g，白芍15g，柴胡6g，炒芥穗4.5g，炮姜6g，白果9g，水煎服。

3. 清肝止带宁的运用(自创方)

[药物] 土茯苓30g，炒芥穗9g，牡丹皮9g，栀子9g，瞿麦30g，延胡索15g，赤小豆30g，车前子30g，萹蓄30g，川楝子20g。

[用法] 水煎服，每日1剂。

[主治] 肝郁化火，黄带多有血丝，乳胀、小腹痛。

4. 补肾止带宁的运用(自创方)

[药物] 熟地黄30g，泽泻10g，山药30g，茯苓15g，山茱萸9g，牡丹皮9g，川附子6g，肉桂5g，枸杞子20g，菟丝子30g，黑豆30g。

[用法] 水煎服，每日1剂。

［主治］肾虚带下金丝者。

5. 清带汤的运用（《医学衷中参西录》）

［药物］茜草20g，海螵蛸20g，生山药30g，生龙骨20g，生牡蛎20g。

［用法］水煎服，每日1剂。

［主治］带下病。

［加减］赤带多者加白芍12g，苦参10g；白带多者加白术9g，白扁豆30g，冰片1g；黄带多者加土茯苓30g，薏苡仁30g，黄柏15g；有寒腰痛者加鹿角胶9g。

6. 金匮肾气丸和知柏八味丸的运用（经验方）

有一种透明带，亦叫金丝带，分为阴虚和阳虚两种证候，实践中当辨证施治。

（1）带下黏液，形状如丝，短至1寸，长至尺余，无色透明，有韧性，可以拉长而不折断，并常伴有少腹冷痛，腰酸肢软，脉象虚细等症。这是肾气亏弱，冲任虚寒，带脉不固所致，患者每多不孕。治宜用“金匮肾气丸”加狗脊15g，菟丝子30g，金樱子15g，五味子15g，水煎送服，颇验。

（2）妇女产后，常发生带下细长如丝症状，带明质韧可拉长，但少腹并无冷痛，兼有头目眩晕，精力疲乏，嗜睡思眠，心悸烦恼，两颧红赤，脉象细数，且有梦交现象。这是因肾阴虚亏，而君相火旺，带脉不固所引起，治法与前不同。宜补阴潜阳，兼固带脉，用“知柏八味丸”加莲蕊10g（即莲子心，功能潜阳止带，平静君相之火；能抑制心邪妄动，有平静情欲之功，使熟睡而无邪梦现象），芡实9g，龙骨15g，牡蛎15g。

7. 土单验方的运用

（1）治白带验方

［方一］白芷12g，地榆12g，侧柏叶9g，海螵蛸9g，水煎服。肾阳虚加巴戟天10g，五味子10g，菟丝子15g，补骨脂10g，肉苁蓉10g；肾阴虚加沙参9g，白芍9g，女贞子9g，玉竹12g，熟地黄15g。

［方二］蕲艾15g，鸡蛋1个，煎汤煮蛋食之。治白带经久不愈身体虚弱（经水淋漓，日久不愈者）。

［方三］龙骨20g，牡蛎20g，山药20g，白术9g，茯苓9g，椿皮12g，白果12g，配服白带丸，治虚性白带。

［方四］薏苡仁30g，苍术12g，黄柏9g，知母9g，车前子9g，芡实9g，茵陈9g，龙胆草6g，椿皮12g，水煎服，治湿热性白带。

［方五］荷叶1片，芸豆筋（丝）15g，向日葵梗）内穰15g，水煎服。

［方六］白鸡冠花30g，水煎服。

［方七］小茴香100g，干姜15g，红糖适量为引，上药放入开水浸1小时，分3次温服，治白带多。

（2）治虚寒赤白带，日久不愈，面黄肌瘦，周身倦怠无力，带无腥臭气。用“完带粥”方。

［药物］椿根白皮6两，棉子油2斤。

［用法］将椿皮入油内炸枯去椿皮，加入白面和匀（为油炒面），入锅内蒸熟晒干备用。早晚加红糖冲粥吃（与冲炒面相似）。

（3）治老年白崩（即白带）方

［药物］人参9g，白术12g，苍术15g，生地黄炭9g，当归9g，川芎3g，白芍12g，肉苁蓉9g，地榆炭12g，车前子12g，牡蛎15g，龙骨9g，山药24g，柴胡3g，盐柏6g，泽泻炭4.5g，鹿角霜18g，或加乌贼骨9g，荆芥穗（炭）9g，白芷9g，五味子9g，水煎服。

（4）治白带、浮肿、停经方

［药物］棉花根30g，向日葵梗30g，红枣10个，水煎服。若老年气喘者，可加麻黄6g，杏仁9g，煎服之。

（二）验案摘要

案1 姜某，女，28岁，已婚，工人。2001年10月来诊。患白带1年多，形如豆腐渣样。曾经医院妇科诊断为霉菌性阴道炎，阴部瘙痒难忍。用过洁尔阴无效，服多种中西药效果不明显。症见月经量多色淡有块，失眠多梦，饮食欠佳，倦怠，二便尚可，腰痛，脉缓无力，苔白微腻。诊为脾气虚、湿热下注，方用“健脾止带宁”加黄芪30g，川萆薢15g，薏苡仁30g，车前子15g，白鲜皮15g，地骨皮15g。水煎连服15剂，并用外洗验方熏洗而愈。

案2 李某，女，37岁，教师。2003年3月来诊。自觉月经过后左侧小腹痛，黄带多且有味，伴见乳房胀痛易烦躁腰痛，面部有粉刺，饮食、二便均正常，脉弦数，舌苔黄。诊为肝经湿热，方用“清肝止带宁”加鹿角10g，狗脊15g，羌活9g，薏苡仁30g，连翘10g，山楂10g，牡丹皮10g，水煎服。连服10剂症减，继服6剂即愈。

案3 冯某，女，26岁，未婚，工人。2004年1月来诊。腰痛怕凉，白带多如金丝样，绵绵不断，月经延后5天，量少色黑，多梦，饮食、二便尚可。曾服白带丸无效，故来就诊。症见脉沉迟尺弱，舌淡红。诊为肾阳虚，治以“补肾止带宁”加莲子30g，水煎服。连服10剂即愈。

案4 吴某，女，40岁，农民，1986年10月来诊。自述因作结扎手术后受凉，白带多清稀无味，腰痛沉重怕凉，小便清频大便稀，四肢无力，但欲寐，饮食一般，口不渴，查舌苔白薄质胖，脉沉细。诊为脾虚，寒湿侵犯少阴，治宜甘姜苓术汤。

［处方］干姜10g，甘草10g，茯苓30g，白术15g，川附子9g，覆盆子9g，补骨脂10g。水煎服，5剂见效，10剂愈。

【按语】脾虚白带一般用“四君子汤”或“完带汤”有效。本病例虽然也是脾虚，但因侵犯少阴阳虚，故以干姜、甘草、茯苓、白术健脾，以四逆汤以助阳虚，合而达到健脾祛寒湿助阳的作用，如月经量少有块可加红花。

案5 冯某，女，28岁，工人，1992年10月来诊。自述白带过多，形如金丝，腰酸脚软，身体以下常有冷感，小便清多，两尺脉弱，舌淡苔白。诊为肾阳虚，故以“金匮肾气丸”加味治之。

［处方］熟地黄30g，泽泻9g，山药30g，茯苓15g，山萸肉10g，牡丹皮9g，肉桂3g，川附子3g，枸杞子20g，菟丝子20g。水煎服，连服10剂而愈。

【按语】妇女患白带者临床上多见，但患金丝带者则少见。故对上例，特作介绍。

案6 柳某某，女，42岁，已婚，干部，1998年5月来诊。自述患盆腔炎1年余，曾服多种药均无效，故来诊。患者中等身材，面色灰黄，舌苔黄腻，脉弦滑。自觉乳房胀痛，小腹不适闷痛，月经量多有块，带下量多、色黄稠有味，小便黄，大便正常。证属湿热下注，内阻瘀血。治宜清利湿热、活血祛瘀。

［处方］瞿麦15g，竹叶30g，萹蓄15g，土茯苓30g，车前子15g，赤小豆30g，黑豆30g，生地黄30g，益母草20g，牡丹皮9g，荆芥穗（炒）6g，柴

胡6g，牛膝12g，川楝子15g，白扁豆30g，水煎服。先服10剂，效果明显，继服10剂而愈。

【按语】带下病多以湿邪为主，寒湿白带稀无味，本病例乃湿热下注。肝经湿热，本应以“龙胆泻肝汤”为主，但无效。遂改用三豆汤加味，而获得良好效果。

第三节 不孕症

婚后夫妇同居2年，不避孕而未受孕者，称为原发性不孕症；曾孕育过又间隔2年以上未再怀孕者，称为继发性不孕症。究其原因，有的属于男方，有的属于女方。有的属于先天性生理缺陷，有的属于后天性病理原因。如先天性生理缺陷，男方原因有“五不男”，包括：“天”“天宦”，指先天性无阴茎（或阴茎短小，不长不举者）；“漏”，指精液不固，常自遗泻，亦即遗精，滑精；“犍”（宦），指本有阴茎而割去者；“怯”，指长久阳痿也；“变”，指“人屙”，非男非女，俗称“二形”“二异”也。女方原因有“五不女”，包括：“螺”“螺阴”，指交骨如环不能开拆，阴户突出如螺；“纹”“纹阴”，指阴窍屈曲如螺纹盘旋，碍于性交，俗名“石女”；“鼓”，指阴户有皮革如鼓，仅有小窍通溺而已；“角”，指阴户挺出如角，俗称“阴阳人”“雌雄人”；“脉”，指终生经脉不调或不行。

《黄帝内经》曰：“丈夫……二八肾气盛，天癸至，精气溢泻，阴阳和，故能有子。”“女子……二七而天癸至，任脉通，太冲脉盛，月事以时下，故有子。”根据《黄帝内经》所述，可见男子是以肾精盛故有子，女子是以月事以时下故有子。男子不育当责之于肾，因肾主藏精，主生殖，治以保精为主。女子不孕当责之于肝，怀孕关键在于月事（即月经）以时下，因肝主藏血，主疏泄，治以调经为要。若有兼症，随症治之；若有他病，当先祛病。为叙述全面，男子不育症也将附在本节后。

一、女子不孕症

对女子不孕症的治疗，一般要作妇科检查。弄清子宫发育是否良好，排卵有无障碍等情况。根据检查的不同结果，采取相应措施，对症下药。

（一）验方

1. 补肾助孕汤的运用（自创方）

如子宫发育不良，当以“补肾助孕汤”治之。

［药物］菟丝子30g，枸杞子15g，女贞子30g，熟地黄30g，紫石英30g，山药30g，当归9g，赤芍15g，白芍15g，肉桂9g，生地黄30g，香附9g为主，随症加减。

［用法］水煎服，1天1剂分2次服。

2. 疏肝助孕汤的运用（自创方）

如排卵障碍的病人，多用疏肝助孕汤。

［药物］柴胡9g，白芍9g，赤芍9g，益母草15g，鸡血藤10g，泽兰9g，刘寄奴9g，苏木9g，怀牛膝10g，女贞子9g，覆盆子6g，生蒲黄9g，紫石英30g。

［用法］水煎服，1天1剂，分2次服。

［加减］乳房胀痛加香附15g，郁金15g；有寒者小腹凉加吴茱萸6g，小茴香6g；湿热下注黄带多者加赤小豆30g，薏苡仁30g，牡丹皮9g，土茯苓30g；腰痛者加菟丝子30g，续断10g；尾骶骨痛加狗脊30g，鹿角胶9g，羌活9g；阴虚手足心热者加地骨皮15g，龟甲5g，黑豆30g；阳虚恶寒怕冷者加肉桂6g，鹿角胶10g，补骨脂10g。

3. 输卵管积液不孕方的运用（自创方）

［药物］当归9g，赤芍9g，川芎6g，桃仁6g，红花6g，牛膝9g，防己9g，香附12g，生甘草1.5g，木通7g，肉桂1.5g，延胡索6g。

［用法］水煎服，1日1剂，分2次服。

4.土单验方的运用

（1）治血热不孕症方（经验方）

［症状］潮热头痛、口干、便干、溲淋、经色紫黑。

［处方］生地黄、黄柏、知母、地骨皮、青蒿、黄芩、连翘。

［配服］三黄丸、青宁丸。

（2）治血瘀不孕症方（经验方）

［症状］腹痛有块，经量或多或少。

［处方］桃仁、红花、五灵脂、三棱、莪术、刘寄奴、卷柏、赤芍。

［配服］保坤丹、妇科至宝丹。

（3）治血虚不孕症方（经验方）

［症状］经量少，形怯，脉细弱。

［处方］当归、丹参、红花、益母草、黄芪、太子参。

［配服］宁坤丹、女金丹、补血调经丸

（4）治虚寒不孕症方（经验方）

［症状］腰冷疼，经色暗淡稀少，喜热饮恶凉。

［处方］温经汤。

［配服］得生丹。

（5）治气滞不孕症方（经验方）

［症状］经来腹胀、乳胀，经行不畅。

［处方］香附、台乌、青皮、郁金、木香、枳壳。

［配服］七制香附丸（顺气灵，调气精）

（二）验案摘要

案1 辛某，女，32岁，莱阳人，1991年8月来诊。患者自述结婚3年未孕，男女双方均作检查未见异常。经诊断女方月经正常，经前乳房胀痛，头痛，小腹微冷痛，脉弦舌暗，治用舒肝助孕汤加味：柴胡10g，郁金15g，香附10g，赤芍10g，白芍（炒）10g，益母草15g，鸡血藤10g，怀牛膝10g，泽兰10g，刘寄奴10g，苏木10g，生蒲黄10g，女贞子10g，覆盆子6g，紫石英30g，黑豆30g，龟甲30g，吴茱萸3g，小茴香6g，延胡索15g，水煎服，每至月经来潮时服3剂，待月经干净后12天再服3剂，连服2个月即怀孕，后生1名男孩。

案2 徐某，女，28岁，莱西人。2002年7月来诊。双侧输卵管不通，通水4次仍未通开，自认为不可能怀孕，经介绍来诊。患者主要症状是痛经，平素有黄带（附件炎），胃有胀气不欲食，二便正常，精神尚好，脉弦，舌胖苔微黄。诊为气滞血瘀，胞脉不通。治宜行气活血、通络止痛之剂。

［处方］三棱9g，莪术9g，乌药9g，刘寄奴30g，赤芍15g，白芍15g，延胡索12g，牡丹皮9g，川楝子15g，炮山甲3g，皂角刺15g，紫石英30g，

路路通10g，淫羊藿20g，水煎连服30剂，诸症大减。遂改用舒肝助孕汤加味：柴胡9g，白芍9g，赤芍9g，益母草15g，鸡血藤9g，怀牛膝9g，泽兰9g，刘寄奴9g，苏木9g，生蒲黄9g，女贞子9g，覆盆子6g，紫石英30g，香附15g，郁金15g，川楝子12g，延胡索10g，水煎当月服6剂即怀孕，按期顺产1名男婴，全家欢喜至极。

案3 王某，女，29岁。1989年10月来诊。结婚4年未孕，经医院妇科检查无任何器质性病变，一切均正常。曾服中药治疗无效，故来就诊。问及月经延期40天来潮1次，量少色紫暗有块，小腹部自觉冷痛，白带多，经前乳房胀痛，伴见头晕心悸，干呕恶心，大便稀，关节疼痛，脉沉弦而迟，舌淡。辨证为寒凝血滞，肝气郁滞，治宜温经汤加味：吴茱萸6g，当归15g，川芎9g，炒赤芍15g，炒白芍15g，半夏9g，干姜4g，牡丹皮9g，阿胶15g，麦冬10g，紫石英30g，橘叶12g，乌药9g，香附9g，郁金15g，肉桂6g，人参6g，桂枝9g，甘草6g，水煎服。经后连服10剂即怀孕，后生1名男孩。

案4 邱某，女，30岁，已婚，招远人，1992年10月来诊。患者自述近2年来月经延期，40~50天来潮1次，量少色淡，小腹冷痛，口干恶心，饮食一般，二便尚可。结婚5年来未曾怀孕，无乳房胀痛、腰痛等症，白带不多，脉迟无力，舌质淡，苔白。诊为气血不足、寒凝血滞。治宜补气活血，温经散寒。方用“温经汤”加味：吴茱萸6g，当归12g，白芍15g，川芎10g，肉桂10g，干姜5g，半夏10g，党参30g，牡丹皮10g，阿胶（烊化）10g，麦冬9g，甘草10g，黄芪30g，紫石英30g。水煎服，连服30剂，月经正常，后产1名男孩。

【按语】陈修园称温经汤“奥妙莫测，为不传之秘”。本方是由四物汤去熟地黄（当归、川芎、白芍）、桂枝汤（桂枝、白芍、甘草）、麦门冬汤（麦门冬、半夏、党参、甘草）、吴茱萸汤（吴茱萸、党参、甘草、干姜）4方组成，主治冲任二脉。虽是温经，但总的不外入肝脾两经，治虚寒虚热错杂而成方。随症加减，不但治月经后期量少，还可治月经先期量多，或咳或呕均效。临床还可治多种疾患，如不孕症等。

案5 卢某，女，农民，37岁，于2013年8月来诊。自述结婚12年未曾怀孕，多方求医，均无效果。曾到北京、上海等地大医院也作过检查治疗，但始终未果。症见便秘、乳房胀痛，诊为肝郁气滞，治宜舒肝调气，方用疏肝助孕汤：柴胡9g，郁金12g，香附9g，赤芍9g，白芍9g，肉苁蓉15g，益母草12g，鸡血藤9g，怀牛膝9g，通草3g，泽兰9g，刘寄奴9g，苏木9g，生蒲黄9g，女贞子9g，覆盆子10g，紫石英30g，白芷9g，大黄6g，青皮9g，枳壳9g，白术9g。共开6剂，水煎服。当月月经来潮时服3剂，待月经干净后12天再服3剂，当月即怀孕。至满月，顺产1名7.8斤的男孩，全家欢喜至极。

案6 徐某，女，29岁，莱阳人，2006年5月来诊。自述结婚4年未孕，曾多次检查，诊为输卵管积液，久治不愈，故来诊。问及月经期正，经来有血块，小腹胀痛、腰痛，小便频不痛，脉弦，舌有斑点，诊为气滞血瘀，输卵管积液，方用“输卵管积液不孕方”加味。

［处方］当归10g，赤芍15g，川芎6g，生桃仁6g，红花6g，牛膝20g，防己9g，香附12g，生甘草1g，木通4g，肉桂5g，延胡索15g，鹿角胶（烊化）9g，狗脊30g，乌药9g，益智仁9g，炒山药15g，羌活9g，郁金15g。水煎服，连服10剂，即怀孕。

【按语】不孕症是妇科常见病，常给病人和家庭带来很大痛苦。不孕症发生原因诸多，除先天性生理缺陷非药物所能取效外，一般而论，还是有治愈希望的。中医学认为，不孕症的发生，与脏腑、气血、天癸、冲任、子宫等关系密切，尤以脾、肝、肾为要。对本症治疗，古今治法方药多不胜举。笔者在多年妇科临床中体会到，此症除肝郁以疏肝理气为法治疗外，其他原因所致者，在针对主因治疗的同时，配合疏肝方药，亦可提高治愈率。这是因为女子以血为本，而气为血帅，肝之疏泄条达，可使气机调畅，血行不乱。且肝又主血海，冲任二脉之血盈亏盛衰，皆赖肝之通调。一旦肝失疏泄，则会导致气血逆乱。冲任失调，还能影响脾肾二脏。使肾精不能贮藏，脾精不能布散。血海储溢失常，胞宫胞脉失养，则难摄精成孕。不孕症的临床表现多种多样，但一般均有月经不调，而月经不调又反应了排卵的异常。

肝气畅达，冲任调和，胞宫得养，是正常排卵的必备条件。古人认为治疗不孕症，“女子以调经为主，调经之道，先在养性，妇人和平，则乐有子，和则气血不乖，平则阴阳不争”（《医学心悟》）。说明中医学早就认识到不孕与精神因素有关。西医学认为，精神因素如精神紧张或过度焦虑等可通过内分泌系统或自主神经系统，对卵巢功能产生明显影响，使下丘脑、垂体、卵巢之间内分泌平衡失调，从而引起月经异常，无排卵性月经，或黄体功能不全而导致不孕症。而这种影响，在中医临床中则表现为肝气不舒。这与中医学中肝主疏泄与排卵有关的理论是相一致的。多年来，笔者曾对不孕症患者做过细心观察，发现以肝郁为主因者必伴精神症状外，其他如肾虚、血瘀、湿热、痰阻等为主因者，亦多伴精神抑郁，苦闷不乐等肝郁表现，即所谓“因病致郁”。这种气郁又会反作用于冲任气血，使其更加不和。因此，在治疗此症时，要注意开导病人，另自拟“舒肝助孕汤”一方，药有柴胡、赤芍、白芍、苏木、女贞子、金樱子、紫石英、续断等组成，功能疏肝理气活血，佐以补肾。对于肝郁不孕，以此方加减化裁治疗，每收全功。其他原因所致者，在针对主因治疗的同时，配合服用本方也有良效。

二、不孕不育症的证治

女子不孕症的证治，主要从月经入手，辨证施治。根据多年临床经验，笔者认为不孕（育）症的病机，总的不离肾气不足（肾虚），湿热下注（湿热），气滞血瘀（瘀血）三方面原因。因而自创“千金葆真丹”与“男女化气丹”两个方剂，临床运用，效果良好。

1. 千金葆真丹的运用（自创方）

［药物］鹿角胶180g，杜仲（盐）60g，胡芦巴30g，山药30g，熟地黄60g，补骨脂30g（同胡芦巴，羊肾一对，煮熟去羊肾焙干），茯苓60g，炒枣仁60g，五味子15g，益智仁30g，远志（甘草炙）30g，川楝子（酒去核）30g，巴戟天（酒洗）30g，沉香15g，肉苁蓉（酒洗）120g，枸杞60g香附（酒制）60g，菟丝子60g，车前子60g。

［用法］共为细末，密丸，每丸9g，或为粉末，胶囊装服，每日3次每次1丸，开水送服，男女俱服，连服1料，不效继服。

［主治］不孕不育症。

［加减］男子精液清稀不浓，加鱼鳔90g，共合粉为末，冲服。男女气血不足加党参30g，当归30g，煎水送服。

2. 男女化气丹的运用（自创方）

［药物］炙川乌3g，枳壳5g，檀香5g，细辛3g，粉甘草5g，沉香3g，紫

豆蔻3g，小茴香5g，天花粉3g，大黄5g。

［用法］共为细末，炼蜜为丸，分14份，经后7天，每晚男女各1份，男用高良姜3g煎水送服；女用厚朴3g煎水送服。

［主治］不孕不育症。

［加减］寒者加吴茱萸6g，紫石英30g。

附：男子不育症

治疗男子不育症，须首先检查精液常规，看精液是否异常。除根据精液检查异常情况治疗外，还要结合辨证论治，疗效方能更佳。对于因炎症严重所致不育者当先行消炎，否则专恃温补之方，往往徒劳无功。

1. 五子衍宗丸的运用

如男子精子数量少（低于60%），应补肾填精。方用“五子衍宗丸”。

［药物］枸杞子30g，菟丝子30g，五味子6g，覆盆子6g，车前子15g，加熟地黄30g，黄精20g，党参30g，当归15g等。

［用法］水煎服。1日1剂，分早晚2次服。

［主治］精子数量少（低于60%）。

［加减］死精过多加淫羊藿30g；精液黏稠度高，液化时间延长者（超过30分钟），加黄柏、知母各10g，生地黄、麦冬各15g；精液中白细胞增多常见于前列腺炎，加川萆薢15g，石菖蒲10g，薏苡仁30g，黄柏10g，大青叶15g；有脓细胞者多见于精囊炎，加金银花20g，蒲公英20g；有红细胞者多见于附睾炎，加牡丹皮10g，赤芍、白芍各15g，丹参15g。

2. 右归丸的运用

如伴见肾阳虚畏寒，阴囊部怕冷，小腹怕凉，腰酸或阳痿，大便稀，小便清频，脉沉细，舌苔白薄，方用“右归丸”。

［药物］熟地黄30g，山药15g，山萸肉15g，枸杞30g，杜仲10g，附子3g，肉桂6g，菟丝子30g，鹿角胶10g，当归10g，加淫羊藿30g，巴戟天10g等。

3. 左归丸的运用

若伴见肾阴虚，多因房事过度，阳起不射精，或见女子即性起或见血精、五心烦热、盗汗、脉数舌红，治用“左归丸”。

［药物］生地黄30g，熟地黄30g，山药30g，山萸肉15g，枸杞子15g，菟丝子30g，龟甲胶10g，牛膝15g，加女贞子20g，莲子30g，知母9g，黄柏60g，元参10g，麦冬10g等。

4. 萆薢分清饮的运用

若兼有湿热下注，证见阴部潮湿，小便灼热或尿道口时有滴白，脉滑数，舌苔黄腻等，治宜"萆薢分清饮"。

［药物］川萆薢15g，黄柏8g，石菖蒲10g，茯苓30g，白术10g，莲子20g，丹参15g，车前子30g，加栀子10g，金银花15g等。

5. 活血通精方的运用（经验方）

若夹有精血瘀阻，症见睾丸、阴茎、会阴、少腹部针刺样疼痛，或睾丸坠胀痛，或行房睾丸痛胀更甚，或小腹之旁结成肿痛，小便不畅，脉涩，舌质暗有斑点，苔薄黄等，治用活血通精方。

［药物］当归12g，赤芍15g，赤木9g，丹参30g，血竭3g为末冲，益母草15g，牛膝20g，何首乌20g，路路通10g，炮山甲（冲）3g，川楝子20g，随症加减。

6. 治精少不液化方的运用（经验方）

［药物］知母9g，黄柏3g，生地黄9g，熟地黄9g，丹参30g，赤芍9g，白芍9g，淫羊藿15g，枸杞子12g，元参9g，车前子10g，麦冬9g，竹叶9g，菟丝子30g，莲子20g，水煎服。

曾治某患者，男，32岁，患不育症4年，各种方法治疗无效，特从湖南老家来诊。问及曾检查精子减少，活动不良，早泄，症见舌苔黄，尺脉弱，诊为肾阴虚。服上方30剂，即愈。

第四节　胎前病

妇女妊娠期间，由于生理上的特殊改变，容易产生一些与妊娠有关的疾病，俗称"胎前病"，亦称"妊娠病"。由于妇女受孕后，脏腑经络的气血皆下注于冲任以养胎元，故月经停止来潮，继而出现妊娠反应。如贪睡、怠惰、嗜酸、恶心、厌食等。以及白带增多、乳房增大、乳头及乳晕变黑、下腹逐渐膨隆等现象。在妊娠晚期，由于胎体增大，压迫膀胱和直肠，常有尿频、便秘等情况。在整个妊娠过程中，由于母体血液供养胎儿，血就感到不足，气就相对有余，形成了阴血偏虚，阳气偏盛的特点，故脉搏滑而流利。这些都是生理现象，不属病症。

妊娠病，是指因怀孕而导致的一些与妊娠有关的疾病。临床常见的有妊娠恶阻、胎漏、胎动不安、滑胎、妊娠水肿等等。由于这些疾病如不抓紧治疗，均能影响胎儿的正常发育和孕妇的身体健康，故应引起重视。治疗原则宜治病与安胎并重，注意养胎固胎。辨寒热虚实，兼顾清热、行气、健脾、补肾。热清气顺、脾健肾固，则气血充足而胎自安。在用药上，应注意凡峻下、滑利、行血、破血、耗气、散气、重坠及一切有毒药品，均应慎用或禁用，以免伤胎。

一、妊娠恶阻

妊娠2~3月时，出现恶心呕吐，恶闻食气等症状，称为妊娠恶阻。轻者可经过机体的调节并随妊娠月数的增加而逐渐消退；严重者可发展为剧吐，饮水、进食后更甚，以致造成严重伤津，高度营养缺乏，身体消瘦，皮肤干燥，精神烦躁，尿量减少，或诱发其他疾病。本病的发生，多与孕妇素体有关。因为妊娠以后，月经停止，血海之血专以养胎，冲脉之气不得下泄，往往上逆而犯胃。如果母体未能很好的适应，便会发生恶心呕吐等反应。其中以胃气素虚和肝气过盛（冲脉与肝经是相互联系的）为发生本病的主要根据。临床上可分胃虚、肝热、痰滞三种类型。治疗以调气和中、降逆止呕为主。

（一）验方

1. 香砂六君子汤加减的运用（《太平惠民和剂局方》）

［药物］党参12g，白术9g，茯苓9g，半夏9g，陈皮9g，藿香9g，砂仁6g，甘草6g，生姜3片，大枣3枚，水煎服。

［功效］健脾和胃，调气降逆。

［主治］胃虚型恶阻。症见呕吐、不能食，或食入即吐，脘腹胀闷，精神不振，倦怠乏力，或有便溏，舌淡，苔薄白，脉缓滑无力。

【按语】胃气素虚，妊娠后冲气上逆犯胃，胃气不降，故呕恶不食，甚或食入即吐。脾胃运化失常，故脘腹胀闷，精神不振，倦怠无力或有便溏。舌淡苔白，脉缓无力，均为脾胃气虚之证。方中党参、白术、茯苓、甘草、大枣健脾益气；陈皮、半夏、藿香、砂仁、生姜和胃调气，降逆止呕。或再加紫苏梗15g，以理气安胎。如呕甚胃阴被伤，口干便燥者，可加石斛、麦冬各9g，瓜蒌15g，以滋阴润燥；若虚而偏寒，面色较苍白，苔白滑，脉迟者，可加干姜3g，以温中散寒。

2. 苏叶黄连汤加减的运用(《温热经纬》)

[药物]苏叶9g，黄连3g，紫苏梗9g，黄芩9g，竹茹9g，陈皮9g，半夏9g，灶心土30g(先煎去渣代水煎药)，水煎服。

[功效]清肝和胃，调气降逆。

[主治]肝热型恶阻。症见呕吐酸水或苦水、嗳气、胸胁满闷或疼痛，或烦躁头胀而晕，或便秘尿黄、口苦、舌红、苔黄、脉弦滑数。

【按语】肝热型恶阻为肝气犯胃，肝胃不和所致。平素肝阳偏亢或肝气郁滞化火，肝阴相对不足。孕后血以养胎，则肝愈失养。肝气夹热上逆犯胃，故恶心呕吐、胁痛、嗳气。肝火上炎，故烦躁、头胀而晕、舌红苔黄、脉弦数。呕苦吐酸，是肝胆郁热之证。方中苏叶、紫苏梗理气安胎；黄连、黄芩、竹茹清热止呕；半夏、陈皮、灶心土降逆理气止呕。或加栀子、龙胆草以清泻肝胆郁热。热甚伤津者，可去陈皮、半夏加麦冬、芦根以滋阴。

3. 小半夏加茯苓汤的运用(《金匮要略》)

[药物]半夏9g，茯苓12g，生姜3片，水煎服。

[功效]祛痰降逆止呕。

[主治]痰滞型恶阻。症见呕吐痰涎，胸闷不舒，不思饮食，活动时胃中有振水音，心悸气短，苔白腻，脉滑。

【按语】素有痰饮停滞中焦，孕后冲气上逆，饮随气上，故呕吐痰涎。痰饮阻中则胸闷不舒，胃部有振水音。饮邪上凌心肺则心悸气短。方中半夏、生姜化痰降逆，止呕和中；茯苓渗湿利水。如夹热而伴见呕吐黄水、心烦、喜凉饮食、口干、苔黄腻、脉滑数等证候者，可加芦根、竹茹、麦冬、前胡、陈皮等以清热除烦，降逆止呕。如夹寒而伴见呕吐清水、晨起较甚、舌淡、苔白滑、脉迟等证候者，可加党参、白术、砂仁、白蔻仁等以补脾温中散寒；

寒甚者再加干姜、肉桂。

4. 土单验方的运用

（1）胃虚验方

［方一］红枣1个（去核），白豆蔻1个（去皮），装入枣内，面裹煨熟，去面研末，开水1次送服。每日1次，连服3天。

［方二］糯米半斤，用生姜汁30g，浸泡湿润后，风干，炒至黄色，研末，每服1～2汤匙，日2次，开水调服。

［方三］焦白术9g，姜半夏9g，姜竹茹9g，橘皮9g，砂仁（后下）6g，淡子芩9g，乌梅6g。

［加减］胃寒者去淡子芩加生姜，伏龙肝；胃热酌加姜黄连、活水芦根；呕血加鲜生地黄、藕节炭以凉血止血。

［用法］服药前，可先饮生姜汁数滴，或先用生姜和薄粥汤煮滚饮用，再行服药；胃热者可先食少许冷饮，后与少量药汁缓缓试服，若能下咽不吐，再将药汁分数次服下。

（2）痰滞验方

［方一］灶心土100g，生姜3片，水煎服，每日1剂，分2次服。

［方二］葡萄蔓子适量，灶心土200g，取灶心土煎液澄清后，再煎葡萄蔓子，取汁内服。

［方三］鲜芫荽（即香菜）1把，加紫苏梗15g，藿香3g，陈皮6g，砂仁6g，水煎沸后倒入大壶内，将壶嘴对准患者鼻孔，令其吸气，此乃香开蒸汽法。

【按语】严重的恶阻，非但药入即吐，甚至见药闻味即吐，长期厌食，形体消瘦，面容憔悴，或卧床月余不起，每依靠注射维生素、葡萄糖度日。治宜香开蒸汽一法，因用此芳香之气，得之能宽胸定逆，悦脾醒胃，病者顿觉舒适，其后即可试服少许易于消化的食物，往往便能纳受，不再呕恶。

（3）肝热验方

［方一］黄芩、竹茹、生姜各9g，水煎服。

［方二］灶心土60g，水煎去渣喝汁，日分3次服。

［方三］鲜芦根60g，水煎服。

［方四］黄芩9g，白术9g，紫苏梗6g，砂仁6g，陈皮6g，炙甘草6g，水煎服。

（4）虚寒气逆验方

［药物］桂枝12g，芍药12g，甘草6g，生姜6g，大枣5个，紫苏梗9g，砂仁6g，水煎服。

（5）妊娠气疼验方

［药物］青竹茹9g，生白芍9g，香附9g，川芎5g，水煎服。

【按语】妊娠恶阻，主要是冲气犯胃，胃气上逆所致。由于各人的体质不同，呕吐可以呈现多种不同的证候。临床上应根据这些不同证候，辨证施治。如果妊娠反应剧烈，呕吐持续不止，不能进食进药，导致脱水及酸中毒者，应中西医结合治疗，并及时送医院。

二、妊娠流产

妊娠流产，分为先兆性流产或习惯性流产。妊娠后阴道有少量出血，持续多日不止，或时下时止的，称为“胎漏”；若自觉胎动有下坠感，或伴有轻度小腹胀痛或腰酸的，称为“胎动不安”，这些都是先兆性流产的征象。此时若进行适当的保胎治疗，仍有妊娠到足月的希望。若流血持续发作，腰酸腹痛下坠加重，或阵发性疼痛，流血增多，以致流产的，在孕后3个月内者称为“坠胎”；3个月以外者称为“小产”。坠胎或小产之后，下次受孕仍如期而坠并连续发生3次以上的，称为“滑胎”，也称习惯性流产。

发生先兆性流产或习惯性流产，虽然名称各有不同，但病机病因却基本相同。主要原因不外气血虚弱，胎失所养；肾气不足，无力系胎；血热扰动，损伤胎元；以及跌闪触撞，损伤胎气等4种。总的病机是气血失调、冲任不固所致。治宜调气养血安胎为主，并兼顾佐以补气、固肾、健脾、清热之品。

（一）验方

1. 泰山磐石散的运用（《景岳全书》）

［药物］党参12g，黄芪12g，白术12g，熟地黄12g，白芍12g，当归12g，续断12g，甘草3g，川芎3g，砂仁3g，黄芩6g，糯米15g。

［用法］水煎服。1日1剂，早晚分2次服。习惯性流产者，可用本方于怀孕后每隔3～5天服1剂，连续服至流产期过后，再服1个月以巩固疗效。

［功效］补气养血，健脾安胎。

［主治］气血虚弱型。症见妊娠后，精神萎靡，倦怠懒言，食欲不振，腰酸腹胀，胎动下坠，或腹痛不时流血，或曾数次流产，舌淡或淡红，苔薄，脉浮滑无力或细缓而滑。

【按语】孕妇素体虚弱，或患有各种慢性疾病，或脾胃虚弱，化源不足，以致气血俱虚，冲任不固，故出现精神萎靡、倦怠懒言、腰酸腹胀，胎动下坠流血等一系列气血虚弱，胎元不固的证候。方中党参、黄芪、白术、甘草、糯米补气健脾；熟地黄、白芍、当归、续断养血补肾；砂仁、川芎调和气血；黄芩清热安胎，如热盛者可倍黄芩减砂仁；胃弱者重用砂仁少用黄芩，腰痛者加菟丝子、桑寄生；下血者加艾叶炭。

2. 寿胎丸的运用(《医学衷中参西录》)

［药物］菟丝子18g，桑寄生24g，续断15g，阿胶12g（冲服）。

［用法］水煎服。1日1剂，早晚分2次服。

［功效］固肾安胎。

［主治］肾虚型。症见妊娠后，腰痛小腹坠胀，头晕耳鸣，小便频数或失禁，或阴道流血，或有滑胎史，舌淡，苔白滑，脉沉弱。

【按语】本证多因体质素弱，肾气不足，或孕后房事不节，耗伤肾气，无力系胎，故阴道流血而伴见一系列肾虚证候。方中菟丝子、桑寄生强腰膝固肾以安胎；续断、阿胶补肾益血安胎且能止血。下血多者，可加艾叶炭；尿失禁者可加益智仁。有滑胎者，可用本方研末，水化阿胶和为丸剂，每服6～12g，日2次，孕后连续服用至过流产期后1个月。

3. 芩连四物汤加减的运用(《医宗金鉴》)

［药物］黄芩9g，当归9g，续断9g，阿胶（冲）9g，白芍12g，地榆炭12g，生地黄18g，墨旱莲18g，黄连3g。

［用法］水煎服。1日1剂，早晚分2次服。

［功效］清热养血安胎。

［主治］血热型。症见妊娠胎漏下血，色鲜红，或胎动下坠腹痛，心烦不安，小便短赤，口干咽燥，舌红，苔薄黄而干，脉滑数。

【按语】素体阳盛，或感受热邪，热扰血海，迫血妄行，损伤胎气，故腹痛下血鲜红，胎动不安。热扰心神则心烦不安；热伤津液则口干咽燥，小便短赤。舌红苔薄黄、脉数，均为血热之症。方中黄芩、黄连、生地黄、地榆炭、墨旱莲清热凉血止血，白芍、当归、阿胶养血止血，续断补肾安胎。如腰痛胎动甚者，可加菟丝子、桑寄生以补肾固胎；津伤较甚者，可加麦冬、石斛、天花粉等滋阴生津。

4. 保胎无忧散的运用(《傅青主女科》)

［药物］黄芪15g，当归6g，酒白芍6g，川芎3g，甘草3g，枳壳3g，厚朴3g，川贝母3g，艾叶3g，荆芥穗3g，羌活3g，菟丝子9g，生姜3片。

［用法］水煎服。1日1剂，早晚分2次服。如用于胎位不正时，可于妊娠28周左右开始服用，7天服1剂，4剂为1疗程。能使胎气安和，临产顺利。如腹痛不止者，可用芎归汤（当归、川芎各9g）试之。服后胎活即安，胎死即下。

［功效］益气养血安胎。

［主治］外伤型。症见有外伤史，胎动不安，腰酸腹痛，有下坠感，或兼阴道流血。

［加减］子悬（胎气上逆）加醋香附9g，葡萄枝9g，紫苏梗9g；感冒加苏叶9g，薄荷9g；滑胎加党参12g，黄芪15g，去川朴、枳壳、川芎；胎漏加高粱杆根15g。胎前一般多热，用本方加减治疗效果颇佳。

【按语】本证虽系跌闪触撞或劳累、持重过度等外来因素所引起，但孕妇体质虚弱才是最主要因素。如其气血不虚，即使有外来因素的影响，也不致形成先兆流产。因此，在治疗上必须紧紧抓住这个特点，以大补气血为主。保胎无忧散（又名保产无忧散）为治胎动不安之通用方，功能理气养血，安胎保产。临床常用于纠正胎位不正、先兆流产等。方中当归、白芍、川芎养血活血；黄芪补气，合羌活、荆芥升举胎元；艾叶暖宫，兼能止血；川贝母利肺气；菟丝子补肾固胎；厚朴、枳壳理气安胎。可根据具体病情，随症加减运用。

5. 胶艾四物汤加减的运用(《金匮要略》)

[药物] 当归12g，川芎4.5g，白芍6g，熟地黄30g，阿胶15g，艾叶7片，甘草4.5g。

[用法] 水煎服。1日1剂，早晚分2次服。

[主治] 先兆性流产，为怀孕后小腹疼痛，或呈阵发性小腹坠胀、腰酸、阴道出血。此与习惯性流产不同，无流产历史。

[加减] 气虚加黄芪、党参(面色㿠白浮肿)；血出不止加地榆炭；腰痛加杜仲、续断、桑寄生；腹痛不欲食、面赤脉弦加白术、黄芩；少腹坠甚加升麻。

[注意] 卧床休息，戒房事，忌生气、忌食辣物。若腰腹疼止，3～4天不出血，没有不适感觉，作为治愈。但必须休息1～2周，轻症服1～2剂，重症服3～4剂。

6. 保胎宁的运用(自创方)

[药物] 菟丝子15g，续断15g，阿胶(烊化)10g，桑寄生15g，莲子3g，糯米30g，紫苏梗15g，竹茹15g。

[用法] 水煎服，怀孕后每月服10剂，即每3天服1剂，连续服至7个月即可停服。

[功效] 调补肾脾，顺气清热。

[主治] 先兆性和习惯性流产。

[加减] 妊娠恶心者加砂仁3g，陈皮6g；气虚无力者加党参15g，黄芪15g，山药15g；血虚者加党参15g，当归10g，白芍15g；子宫口松弛加黄芪9g，升麻9g；阴虚内热者加女贞子15g，墨旱莲15g，地骨皮10g，知母10g；脾虚不食，大便稀者加党参15g，怀山药10g，白术15g；小腹空坠不适者重用党参30g，黄芪5g，升麻6g，柴胡6g；心悸失眠者加酸枣仁15g，柏子仁15g，夜交藤20g；阴道出血者加地榆15g，仙鹤草15g，墨旱莲15g。

[禁忌] 严禁情绪紧张，绝对避免性生活，避免提重物等。

【按语】本病的病理多由肾脾两亏、气滞化热所致。肾主藏精为元气之根，是先天之本。脾主运化、化生气血，为后天之源。胎元系于肾脾，肾精足则胎元得固，脾气旺则胎有所载，肾脾功能正常，胎孕自然无恙。若先天不足或房事太过，肾伤则精气不固；或劳倦内伤，脾伤则胎元自坠；或情志失调，气滞化热则胎动不安。所以，在治疗上，过去多从师传经验，常用泰山磐石散、寿胎丸、保胎无忧散等方，加减而施治。虽亦收到一定的效果，但有时治疗不当也常失败。究其原因，单用一方是失败之主因。应辨证施治，综合治疗，乃为大法。因而，自创“保胎宁”一方，以调补肾脾、顺气清热，辄用辄效。

此外，有堕胎史者，不宜妊娠过密，否则屡得屡坠，徒然消耗气血，损伤冲任。若遇此类病家，嘱其于小产后必须避孕1年。在避孕期间，宜用杜仲9g，续断9g，菟丝子9g，覆盆子9g，紫河车6g，鹿角霜9g，当归9g，黄芪9g。以调补肝肾，峻填奇经，使受伤的胞宫得以充养，恢复正常后再行受胎，不致重蹈覆辙。

7. 平胃散加味等方的运用(《太平惠民和剂局方》)

［药物］苍术9g，陈皮9g，厚朴12g，甘草6g，芒硝（冲服）9g。

［用法］水煎服。每日1剂，早晚分2次服。

［主治］若保胎无效，症见腰酸腹痛剧烈，出血甚多，已发展至难免流产阶段者，则应速下其胎。宜行气活血，祛瘀为主。方药可用平胃散加味，或用脱花煎（川芎12g，当归24g，牛膝18g，车前子15g，肉桂3g）加益母草24g，厚朴12g，水煎服。

若胎儿已自行排出，但阴道出血仍多，腰酸腹痛无明显减轻，可能胎盘组织未排净，属不完全流产。治宜祛瘀生新、调理气血。可用芎归汤合失笑散加味组成：当归、川芎、蒲黄、五灵脂各9g，加益母草18g，枳壳9g，水煎服。

若身体虚弱者，虽胎盘组织已完全排出体外，但阴道尚有少量瘀血流出时，仍需继续调补。可适当配服生化汤，组成：当归24g，川芎、桃仁各9g，炮姜、炙甘草各2g，加益母草、党参各15g。以活血散瘀，促进子宫恢复。

8. 土单验方的运用

（1）治胎动不安方：葱白须7棵，黄酒、水各半煎服；向日葵花盘1个，或加爬山虎1把，水煎，加白糖适量，2次分服；葡萄蔓1把，水煎服。

（2）苎麻根60g，水煎服，适用于胎动不安及漏胎。

（3）糯米红枣粥，每日1碗，适用于滑胎。

（4）治外伤所致先兆流产方：续断12g，黄芪15g，当归9g，炒艾叶9g，桑寄生15g，炙升麻9g，水煎2盅，每日1剂，分2次服。

（5）治习惯性流产方

［方一］生山药50g，续断50g，杜仲15g，鹿角霜9g，菟丝子12g，腰痛甚加熟地黄12g，桑寄生12g。水煎服，日1剂，分2次服。

［方二］炒杜仲250g，续断60g，山药60g，共为细末，炼蜜为丸，米饮下。

（6）治滑胎方：太子参4.5g，杜仲9g，续断9g，菟丝子9g，狗脊9g，熟地黄9g，怀山药9g，焦白术6g，炒阿胶（冲）9g。

［用法］水煎服。1日1剂，早晚分2次服。有滑胎史的发生腰酸腹垂感觉时，即行服用。若已漏红，常难保全。

［功效］调补肝肾、补气益血。

［加减］若已见红加仙鹤草12g，黑地榆12g。

［方义］上方乃从《景岳全书》泰山磐石散化裁而成，包括三种原则：一是固肾气。肾系胞，肾气不充，胎元不实，乃用杜仲、续断等巩固胎元；二是调气血。太子参与熟地黄同用补气益血，胎得滋养，不致下坠；三是山药与白术同用，健脾胃。

（7）治胎漏方：黄芪9g，炒当归4.5g，生地黄9g，焦白术6g，炒阿胶9g，杜仲9g，续断9g，桑寄生9g，苎麻根9g，藕节炭9g（流血少者用炒当归，多者用炭，忌川芎）。

［用法］水煎服。1日1剂，早晚分2次服。

［功效］安胎止血。

［加减］气血虚弱加太子参，生地黄改熟地黄；脾虚纳呆加茯苓、陈皮；肾虚溲频加菟丝子、覆盆子；阴虚火旺加黄芩、侧柏叶；外伤腹痛加陈艾叶炭、白芍；流血甚者加黑地榆、仙鹤草。

［方义］漏胎，以安胎止血为要。杜仲、续断能填补肝肾，壮腰膝，稳固胎元，除腰痛，为安胎要药；黄芪、白术健脾补气，增强系胎的能力。生地黄补阴凉血，当归、阿胶养阴摄血，苎麻根安胎，藕节炭止血。

【按语】先兆流产与流产、习惯性流产，按本篇所述的辨证施治方法，运用适当，可收到一定疗效。但应按期做妇科检查，中西医结合治疗，以免贻误病情。此外，还要注意胎漏与激经的鉴别。所谓激经，即受孕后月经仍按时而来，出血量少，但精神、饮食如常，亦有早期有恶阻现象者。胎漏则常在妊娠后2～3个月开始出现不规则的阴道流血，并伴有腰痛、腹痛下坠、胎动不安等先兆流产的证候。

三、妊娠水肿

妊娠6~7个月以后，孕妇常有足胫部浮肿，并无其他证候者，为正常现象，可适当休息，不必治疗。若水肿逐渐上升至下肢、外阴部、下腹部，体重增加每周超过1斤，同时尿量减少，称为妊娠水肿，又称“子肿”。本病发生的病因病机，主要是脾肾阳虚，水湿不得运化所致。也有因气机不畅，滞而为肿的。所以，辨证时要分清脾虚还是气滞。若属气滞应以理气行水为主，若脾虚则应以健脾行水为主。或佐以温肾、行气之药。但不可滥用辛燥、滑利之品，以免伤胎。

（一）验方

1. 全生白术散的运用（《全生指迷方》）

［药物］白术12g，茯苓皮30g，大腹皮6g，陈皮6g，生姜皮9g。

［用法］水煎服。1日1剂，早晚分2次服。

［功效］健脾行水。

［主治］脾阳虚水肿。症见下肢、外阴部、下腹部水肿。伴见精神疲乏，食欲不振，四肢不温，小便量少，或大便稀薄，舌淡苔白，脉缓滑无力。

【按语】平素脾阳不足，妊娠后脾阳更虚，以致运化无力，水湿停滞，故水肿而伴见一系列脾阳虚的证候。方中白术、茯苓皮健脾渗湿、行水；姜皮、陈皮、大腹皮温中、宽中理气以行水。

若脾阳虚发展为肾阳亦虚（或以往有慢性肾炎史），可使浮肿进一步加重，遍及面目或全身，并伴见腰部酸痛，心悸气短、舌淡苔白润、脉沉迟无力等阳虚证候。可于上方中加补骨脂、肉桂等以温补肾阳，或用真武汤加减。腹满气逆者，可加天仙藤、紫苏等以通络理气行水。若腹部异常增大，腹壁紧张，胸满气逆，不能平卧，下肢浮肿，胎位不清楚者，为羊水过多，也称“胎水”“子满”。此证常能引起早产或死胎，可用鲤鱼汤加减（白术、茯苓各30g，当归、白芍、生姜、党参各15g，大腹皮9g，鲤鱼1斤左右，用水

1200ml，先煮鲤鱼去鱼存汤，入诸药再煎，约得汤300ml，日分3次服，每日1剂，可连服3～4剂），此方也适用于妊娠水肿。如患者出现头晕头痛，眼花视力模糊，胸闷呕恶等证候者，可能为“子痫”的先兆，应立即给以利尿、平肝、镇静之剂，以防其发展为子痫，可用茯苓、猪苓、泽泻、白术、钩藤、石决明、党参各15g，桑寄生30g，天麻9g，水煎服。

2. 天仙藤散加减的运用（《妇人良方大全方》）

［药物］天仙藤15g，紫苏叶15g，紫苏梗15g，香附9g，陈皮9g，生姜9g，乌药9g。

［用法］水煎服。1日1剂，早晚分2次服。

［功效］理气行水。

［主治］气滞水肿。症见脚肿、渐及于腿，伴见脘闷胁胀，食欲不振，或头晕胀痛，苔厚腻，脉弦滑。

【按语】妊娠后气机不畅，升降失常，以致气滞水湿不运而为水肿，并伴见脘闷胁胀、食欲不振、苔腻等湿浊中阻之证，头晕胀痛为浊阴上逆所致。方中天仙藤、苏叶、紫苏梗、香附、陈皮、乌药理气安胎行水，生姜温中除痰湿。喘逆者可加葶苈子3g，脚肿甚者可加防已6g。

3. 土单验方的运用

（1）车前草、玉米须各30g，水煎服；

（2）冬瓜皮、赤小豆各30g，水煎服；

（3）鲤鱼1尾，约1斤左右，加姜、葱各6g，煎汤服。肿甚者可加茯苓15g，白术9g，车前子15g，同煎。

【按语】妊娠水肿，为晚期妊娠中毒症的一种临床表现。妊娠后期如果出现水肿、高血压、蛋白尿，兼有头痛、眼花、恶心、呕吐、上腹不适等症状者称为“先兆子痫”。此时如得不到及时处理或控制，可发展成以抽搐和昏迷为特征的“子痫”。故本病除按上述辨证施治外，还应做好孕期检查，积极治疗与预防。若已发展为子痫（突然昏不识人，两目直视，牙关紧闭，口角流涎，四肢抽搐，脉弦数有力等），应中西医结合进行急救。中医治疗可用针刺疗法，或用养血息风、育阴潜阳的方药，如钩藤、白蒺藜、桑寄生、白芍、阿胶、龟甲、石决明、龙骨、牡蛎等。

四、弱胎

弱胎，一般是指腹部胎儿形体小于正常怀孕月份而言。如果妊娠一度漏红后，胎儿不见长大，反而萎缩，脉细弱但仍带滑象，而检验妊娠小便仍为阳性的，即属胎萎不长。查其病因：一是妊娠漏红，胎儿受损，发育受阻；二是素禀虚弱，气血亏损，影响胎儿生长。治宜峻补气血，培养脾胃。

圣愈汤加减的运用(《东垣十书》)

[药物] 潞党参6g，黄芪9g，熟地黄9g，山药9g，白术6g，砂仁(后下)2.4g，杜仲9g，续断9g，炒当归4.5g。

[用法] 水煎服。1日1剂，早晚分2次服。

[功效] 补气健脾。

【按语】本方以《东垣十书》圣愈汤化裁而来，以潞党参、黄芪补气，当归、熟地黄益血，杜仲、续断、山药补肝肾固胎元，白术、砂仁健脾悦胃，增进食欲，以充生化之源。

实践中要注意鉴别胎萎不长与胎死不下。胎萎不长，多因气血不足，胎儿增长不明显，阴道无流血现象；胎死不下，一般在妊娠3~5个月，恶阻期已过，而又出现食欲不振，泛恶，口吐秽气，腹部不见长大反而缩小，阴道常有流血现象发生。症状不明显时，脉象可以帮助鉴别，胎弱症脉虽软弱，但仍带滑象，胎死脉象则显弦涩。或通过西医化验小便亦可鉴别。

五、胎位下垂

胎位下垂，是指胎位不按照怀孕月份上升，按腹可摸得垂坠于下，腰酸腹垂，行动不便。多因素禀怯弱，气虚肾亏，胞络松弛所引起。治宜补气固肾，升提举陷为主。

验方

1. 加味举元煎的运用(《景岳全书》)

[药物] 人参3g(研末分2次吞服)，黄芪9g，白芍9g，山萸肉9g，菟丝

子9g，覆盆子9g，焦白术6g，生地黄9g，熟地黄9g，升麻3g，苎麻根9g，炙甘草3g。

［用法］水煎服。1日1剂，早晚分2次服。

［功效］补气固肾。

［主治］胎位下垂。

［方义］胎位下垂的患者，孕前多身体虚弱，精力疲乏，怀孕后纳呆神疲，腰酸膝软，中气不足，肾气虚亏，以致系胞乏力，胎位下垂。上方是根据《景岳全书》举元煎化裁加味，增加以补气固肾药物为主，用以增强系胞之力，助以温补脾阳，升陷举胎。另本症患者，在怀孕期间应节欲，以防导致小产发生。

2. 加味举元煎的运用（《景岳全书》）

妊娠后期，随着胎儿的逐渐长大，如胎位偏下常可压迫膀胱，导致孕妇小便不通，小腹胀急，心烦不能安睡等症，名曰“转胞”。此症多由于气虚不足及肾气虚损所致。治宜补气固肾，升提举陷以托胎，并稍佐以利水之品即可。

［药物］人参3g（研末分2次吞服），黄芪9g，狗脊9g，山药9g，炒枳壳5g，金樱子9g，覆盆子9g，焦白术6g，升麻3g，茯苓皮9g，陈皮6g。

［用法］水煎服。1日1剂，早晚分2次服。

［功效］补气固肾，和胃利水。

［主治］胎位偏下，小便不通。

［方义］上方以升麻、人参、黄芪以升提托胎，狗脊、山药、金樱子、覆盆子以补肾气，枳壳、白术、陈皮健脾和胃，茯苓皮和胃利水。服后能固带脉，益肝肾，使系胞之络有力，胎位稍升，则不致压迫排泄水分的通路，小便得以通畅无阻。

转胞为急症，非药专效捷之品，难以速解其危。本症多系气虚肾亏以致胎位下垂，治应用大剂补气升陷之品，举胎救急，则效如桴鼓，即或兼有血虚，亦宜于水道通利后，再行调补。

【按语】漏胎、滑胎、胎弱等症，治疗原则均为巩固胎元，用药部分虽有类同之处，但仔细辨别，则有区分：如漏胎注重调气养血安胎；滑胎以补肾气为主；胎弱则偏于健脾和胃、峻补气血；胎位下垂，当以补气固肾、升提举陷为要；转胞宜用大剂补气升提剂，稍佐利水之品，以救其急。并应随症化裁，灵活运用，方能获得确效。

六、胎前杂症

（一）验方

1. 治怀孕后经血常来方（经验方）

［药物］潞党参9g，黄芪9g，当归15g，醋芍9g，生地黄9g，熟地黄9g，乌梅15g。

［用法］水煎服。1日1剂，早晚分2次服。

［主治］怀孕后月经仍按月而至，胎儿不长。

2. 治宫外孕方（经验方）

［药物］丹参15g，赤芍15g，桃仁6g，乳香9g，没药9g，板蓝根50g，黄芩9g。

［用法］水煎服。1日1剂，早晚分2次服。

3. 治葡萄胎方（经验方）

［药物］益母草30g，姜黄9g，郁金9g，延胡索9g，牛膝9g，党参9g，当归30g。

［用法］水煎服。1日1剂，早晚分2次服。

4. 治子悬方（经验方）

［药物］艾叶3g，阿胶6g，当归9g，川芎3g，白芍9g，黄芩6g，白术6g，砂仁5g，枳壳5g，紫苏梗6g，香附9g，青皮6g，陈皮6g，全瓜蒌9g，薤白5g，郁金3g。

［用法］水煎服。1日1剂，早晚分2次服。

［主治］妊娠期中，胎气上逆，胸胁胀满紧塞，甚者痛时气绝。

5. 治子痫方（经验方）

［药物］钩藤15g，酒黄芩9g，生白术9g，桑寄生12g，郁金7.5g，香附9g，石菖蒲9g，白芍9g，竹茹9g，茯神15g，菊花9g，甘草3g。

［用法］水煎服。1日1剂，早晚分2次服。另配服牛黄解毒丸。

［功效］镇肝、泄热、涤痰。

［主治］妊娠风痉。妊娠期中，突然四肢抽搐，牙关紧闭，目睛直视，甚者全身痉挛，角弓反张。

（二）验案摘要

案1　于某，女，29岁，职工。结婚4年，怀孕3次，均到3个月时而流产，经服用中西药未见效，故来就诊。患者过去月经正常，此次又怀孕2个月，自觉腰酸、恶心、身沉，无其他疾患。遂处“保胎宁”方，药用：菟丝子15g，续断15g，阿胶（烊化）10g，桑寄生15g，莲子3g，糯米30g，紫苏梗15g，竹茹15g，水煎服。每月10剂，连服至7个月。中间有时患感冒咽喉痛，单用荆芥9g烧水喝，再未服其他药，至期顺产1名女婴。

案2　李某，女，30岁，莱阳人。结婚5年多，曾怀孕3次，均在2～3个月自然流产，久治无效，故来就诊。此时已怀孕2个月，症见腰酸痛，不欲食，恶心，脉沉微滑，舌胖大，诊为肾脾两虚，治用保胎宁。连服至6个月时，伴见坐骨神经痛，遂用当归芍药散加鸡血藤（当归10g，白芍10g，川芎6g，茯苓10g，白术9g，泽泻9g，鸡血藤15g）10剂，水煎服而愈。后又继服保胎宁2个月，顺产1名男婴。

案3　李某某，女，30岁，2000年8月来诊。患者怀孕7个月感冒，鼻流清涕，咳嗽吐痰7天，曾服感冒药无效，故来诊。切脉浮滑，舌苔白，伴见腹胀。诊为风寒感冒，胎气不安。治宜怀孕感冒，保胎为主。采用保胎无忧散方加苏叶，服4剂即愈。

［处方］苏叶9g，川贝母（冲）3g，羌活3g，川朴3g，当归9g，白芍10g，川芎3g，枳壳3g，黄芪10g，菟丝子9g，荆芥穗3g，艾叶3g，甘草2g，水煎服，4剂即愈。

第五节　产后病

妇女产后，因气血两虚，易引发产后诸病。常见的产后病主要有恶露不绝、产后发热、乳汁不下等症。其病机一因产后出血过多而成“虚”，二因产后恶血不去而成“瘀”。由于“虚”和“瘀”的内在因素，又最容易感受外邪而发病。故产后诸病尤重预防，要做到“五宜五不宜”。即：①产妇居室宜寒热适宜，不宜过暖过凉，以免招致外邪侵袭；②饮食宜营养清淡，不宜生冷厚味，以免损伤脾胃；③宜清心静养，不宜过度劳累，防止阴挺血崩；④宜心情愉悦，不宜精神刺激，防止乳部疾病；⑤宜节欲，不宜房事，以免引起不良后果。对产后病的治疗，无论外感内伤都应以补虚和祛瘀为主。但亦不可机械对待，当以辨证为准。首先，诊病要“三审”：①审小腹痛否，以辨虚实；②审恶露有否，以察寒热；③审乳汁行否，以审气血。其次，用药要“一禁三不可”：禁用寒凉之药；不可汗，不可下，不可利小便。要本着“勿拘于产后，亦勿忘于产后”的原则，既须调补气血，亦须活血通瘀，二者不可偏废。清代傅青主创制的“生化汤”，是兼顾虚瘀、少佐温化的一个产后常用方。实践证明，此方对产后诸疾确有一定调理作用。不但能加强子宫收缩，制止子宫缩痛，促进乳汁分泌，还能有助于预防产褥感染。故对产后多种血分疾病，常以此方为基础随症加减。

一、恶露不绝

正常分娩或小产后，阴道有少量暗红色的血性液体流出，叫做“恶露”。一般在20天内应排除干净，如果超过3～4周以后，仍然淋漓不断，称为“恶露不绝”或“恶露不止”。导致本病的原因，大多是由于气虚不能摄血，血瘀阻滞排泄不畅，或阴虚生热迫血妄行所致。“产后大出血”的病理与此基本相同，在经过中西医结合抢救之后，也可参照本病辨治。本病临床上可分为气虚、血瘀、血热三个类型辨治。虚者宜补气摄血，瘀者宜活血行瘀，热者宜清热凉血。但这些证型不一定均单独出现，往往虚实夹杂，寒热并重。所以，必须分清主次先后，慎重用药，才能保证疗效。

验方

1. 补中益气汤加减的运用(《脾胃论》)

［药物］黄芪15g，党参12g，甘草9g，白术9g，陈皮9g，当归9g，升麻3g，柴胡3g，阿胶9g，焦艾叶6g，生姜3片，大枣3个。

［用法］水煎服。1日1剂，早晚分2次服。

［功效］补气摄血。

［主治］气虚恶露不断，色淡红，量多质稀，时觉小腹下坠，精神倦怠，动则气短，易汗出，头晕眼花，面白舌淡脉弱。

［验方］棉花根30g，艾叶炭9g，红糖15g，水煎服。

【按语】由于平日身体虚弱或产时损伤正气，气虚不能摄纳，以致恶露过期不止而量多；气虚血失温煦，故色淡而质稀；气虚下陷，故小腹空坠；气虚清阳不升，故神疲头晕眼花气短；气虚不能卫外固表，故易汗出；面白、舌淡、脉弱均为气血虚亏之象。治用党参、黄芪、白术、甘草补中益气；阿胶、当归、艾叶温养止血；陈皮、生姜、大枣理气益气和中；升麻、柴胡升阳，合之使气旺而摄血归经，恶露则止。

2. 芎归汤合失笑散加味的运用

［药物］当归15g，川芎9g，蒲黄9g，五灵脂9g，益母草30g。

［用法］水煎服。1日1剂，早晚分2次服。

［功效］活血行瘀。

［主治］血瘀恶露淋漓不断，量少色黑，夹有血块，小腹疼痛拒按或扪之有块，舌边略紫或舌有瘀斑，脉沉细。

［验方］益母草30g，红糖为引煎服。

【按语】产后胞宫内恶血停留，或感寒邪与血相搏，结而成瘀，阻滞血行，故恶露淋漓量少，色黑有块；瘀血凝于胞脉，故小腹疼痛拒按、有形；舌有紫斑、脉涩均是血行不畅之象。故治用当归、川芎活血养血；蒲黄、五灵脂、益母草祛瘀止痛。如兼气虚者，加党参、黄芩；如夹寒者，加炮姜、桂枝，或用生化汤加减。

3. 芩连四物汤加减的运用

［药物］黄芩12g，生地黄18g，赤芍12g，白芍12g，当归9g，连翘9g，蒲公英30g，墨旱莲30g。

［用法］水煎服。1日1剂，早晚分2次服。

［功效］清热凉血。

［主治］血热恶露不断，色红有时夹脓血，质稠有臭气，面红口干，或有

发热，下腹时有胀痛，小便黄，舌红苔黄，脉细数。

［验方］银花藤30g，蒲公英、地榆、侧柏叶各15g，墨旱莲30g，水煎服。

【按语】本证多因产前素有内热，或产时失血损阴多日未复，感受外邪，郁而化热所致。情志刺激，过服辛温之品，也是发病的一个重要因素。热邪迫血下行，故恶露经久不止，色红质稠而有臭气；热侵下焦，故小便黄，下腹时痛；热邪损阴上炎，故面红口干；舌红苔黄、脉细数，均为热盛阴伤之象。故治用黄芩、连翘、蒲公英、赤芍、生地黄清热凉血解毒；当归、白芍、墨旱莲补血养阴止血。若有肝郁生热，出现两胁胀痛，精神郁闷，口干心烦甚至发热，脉弦数者，当以丹栀逍遥散合上方加减运用。如恶露量多味臭，发热腹痛等症出现在产后1～5日内，且急性发展者，当按“产后发热”处理。

现在一般都是应用新法接生，只要注意孕、产期卫生，保持会阴清洁以防感染，避免情志刺激，产后注意休息，一般不会发生上述症状。但若因子宫收缩无力，复旧不全，子宫内膜感染，以及胎盘残留而出现上述症状，只要无明显急需手术指征者，均可参照上述有关证型辨治。

二、产后发热

凡产后30天内出现以发热为主症的疾患，统称为产后发热。由于分娩损耗气血，血虚则阴液不足，阳气外浮，故分娩后24小时内，体温常会升高，但不会超过38℃。如果超过38℃，或发生于分娩24小时以后者，应考虑为病理现象。本病的发生，多因产后气血虚弱或感染外邪所引起。若因产道损伤、感染邪毒，或卫阳不固、感受风邪，发病于产后1～5日以内者，病情多属急重，应特别注意护理。若因产时失血过多，阴血暴虚，阴不敛阳，阳气浮动而导致的下午热甚的阴虚内热证；或产后恶露不畅，瘀血内阻，气机不畅，营卫不和而引起的发热，则病情一般缓慢。但这些病因、病机往往互为因果，相互联系，不能孤立的看待。临床上常分为感受风邪、热毒、血虚、血瘀四型辨治。

验方

1. 荆防四物汤的运用

［药物］荆芥9g，防风9g，生地黄9g，当归9g，白芍9g，川芎6g。

［用法］水煎服。1日1剂，早晚分2次服。

［功效］养血祛风。

［主治］感受风邪引起产后发热恶寒，头痛，全身酸痛，或兼有咳嗽、流涕、呕恶，或有往来寒热，苔薄白、脉浮。

［验方］红地肤子30g，水煎加红糖，服1剂，微发汗。

【按语】产后血虚，外邪易乘虚侵袭。卫阳被郁，正邪相争，故发热恶寒。邪阻经脉，故头身痛。苔白脉浮，均为外邪袭表之证。故用四物汤以养血，荆芥、防风以祛风散邪。肺气不宣则咳嗽、流涕，可选加桔梗、杏仁、白前、前胡等；胃气上逆则呕恶，可选加紫苏、生姜、陈皮、半夏等；若见口干、舌红脉数者，可加薄荷、金银花、桑叶等；若有往来寒热，可合小柴胡汤加减。

2. 当归补血汤合地骨皮饮加减的运用

［药物］黄芪30g，当归18g，地骨皮15g，牡丹皮9g，生地黄15g，白芍9g，墨旱莲30g。

［用法］水煎服。1日1剂，早晚分2次服。

［功效］补气益血，滋阴养血，清热。

［主治］产后失血过多，血（阴）虚，身有微热，不耐风寒，自汗出，头晕目眩，心悸，舌淡脉弱者，属血虚。如症见午后热甚，两颧发赤，或心烦不寐，口干便秘，小便黄赤而短，舌质红干，脉细数者，属阴虚。

［验方］血虚发热者用党参9g，鸡血藤30g，大枣5g，水煎100ml，每服用10ml，每日3次；阴虚发热者用墨旱莲30g，地骨皮15g，白薇、青蒿各12g，水煎服。

【按语】产后失血过多，造成血内虚阳外浮，故身热自汗。虚阳上浮，故头晕目眩。心失血养故心悸。舌淡、脉弱是血虚气少之象。用当归补血汤作为基本方补益气血，其他见证应灵活酌情加药。若属阴虚生热，则出现午后热甚，两颧发赤。热扰心神，故心烦不寐；虚火耗津则阴津愈亏，故口干便秘、小便黄短。舌红脉细数，均是阴虚有热之象。治用地骨皮、牡丹皮、生地黄、墨旱莲滋阴清热为主；当归、白芍养血为辅。如久热不退，可再加青蒿、白薇等清热之品；气虚者还可加黄芪同用。

3. 生化汤加味的运用

[药物] 当归24g，川芎9g，桃仁9g，红花9g，炮姜3g，炙甘草3g，丹参30g。

[用法] 水煎服。1日1剂，早晚分2次服。

[功效] 活血散瘀。

[主治] 血瘀产后寒热时作，恶露不下，或下亦甚少，色紫有块，小腹疼痛拒按，舌紫暗，脉弦涩。

[验方] 病情缓慢的瘀血型，可用丹参30g，桃仁9g，水煎服；或益母草30g，水酒各半煎服。或将益母草加入上方内煎服，以增强疗效。

【按语】产后瘀血阻滞，营卫不和，故寒热时作。瘀阻胞脉，败血排除不畅，故恶露不下或下亦甚少，血紫有块，小腹疼痛拒按。舌紫暗、脉弦涩，是血瘀气亦受阻之象。方中当归、川芎、丹参活血；桃仁、红花逐瘀；炮姜温化；甘草和中。或酌加香附等行气药，以加强逐瘀效果。若发热较甚，持续不退，阴道分泌物增多有臭气，症情急重，发病于产后10天以内者，多属内有瘀血，感染邪毒所致。当加大金银花、蒲公英、土茯苓等清热解毒利湿之品的用量，水煎服，每日1剂，连服3～5剂。如治不及时，或剂量不足，往往容易贻误病情。

4. 清热解毒汤的运用（经验方）

[药物] 金银花30g，土茯苓30g，鱼腥草30g，赤芍15g，柴胡15g，连翘15g，荆芥12g，当归12g，益母草12g，甘草6g。

[用法] 水煎服。1日1剂，早晚分2次服。

[功效] 清热、解毒、活血。

[主治] 热毒，常见于产后3～5天内发病，开始有下腹痛，发热38℃左右，恶露多，有臭味，小腹压痛，或有恶寒头痛、全身酸痛。如进一步发展，则出现寒战高热，烦躁口渴，甚或神志不清，小腹疼痛加重拒按，舌质深红，苔黄干或黄腻，脉数。

【按语】产后感染邪毒，侵犯营卫，故恶寒发热，头身痛；热毒炽盛伤津，故高热烦躁口渴；邪毒结于胞宫，脉络阻滞，郁而化热，故腹痛拒按，恶露味臭；热入营血，干扰心神，故神志不清。舌红苔黄、脉数，均是热毒亢盛之象。治用金银花、连翘、鱼腥草、土茯苓清热解毒除秽浊；当归、赤芍、益母草养血活血，祛瘀生新；荆芥、柴胡除寒热；甘草和中。如高热不退，可加大青叶30g，荷叶1张；神志不清，可加紫雪（冲服）3g。应令患者半卧位，以利恶露流出。

上述热毒和急性血瘀性产后发热之诊治方法，常用于产褥感染（又称产褥热）。产褥感染，是一种产科重症。虽然现在临床已很少见到，但万一发现，一定要抓紧治疗。病情危急者，应中西医结合抢救。

三、乳汁不行

产后没有乳汁或者乳汁甚少，称乳汁不行或称为缺乳。本证的发生，与产后身体气血的虚实（瘀）密切相关。因乳汁为血所化生，血赖气以运行。所以，无论气血虚实（瘀）均可影响乳汁的化生和通行，而出现产后缺乳症。本病治则，以补益气血为主，佐以疏肝理气，加用通乳之品。

（一）验方

1. 生乳宁方的运用（经验方）

［药物］生黄芪30g，党参30g，当归60g，麦冬15g，木通（小米炒）2g，桔梗3g。

［用法］水煎服。猪蹄2个（去爪壳）煮熟，吃肉喝汤，与药同服，3～6剂，乳汁如泉涌。汗出低热者，可加地骨皮15g。忌食小茴香等刺激之物。

［功效］补气、益血、通乳。

［主治］产后气血虚弱，乳汁不行或量少清稀，乳房无胀痛，面色苍白，饮食减少，舌淡，脉细弱。

［验方］①猪蹄2只，榆树皮30g，水煎煮，吃肉喝汤；②鹅蛋1个，豆腐汁30g，共煮食；③猪蹄2只，路路通20g，水煮，吃肉喝汤。以上各方适用于虚证缺乳者。

【按语】本证多因平素体质虚弱，或产时失血过多，气血两虚，不能生化乳汁所致。无乳可行，故乳房不充盈，无胀痛感。脾失健运故食少，面色苍白、舌淡、脉细弱等，为气血俱虚之象。方中党参、黄芪、当归补益气血，佐通草以通乳。尤其猪蹄一味，为血肉有情之品，能补能通，即单味用之，亦常有通乳生乳之效。

2. 催乳宁方的运用（自创方）

［药物］王不留行15g，穿山甲9g，当归9g，柴胡9g，天花粉12g，青皮6g，通草3g，川芎6g。

［用法］水煎半碗药汁，再用猪蹄煮烂取汁半碗，兑合一起口服。

［功效］疏肝通络，行气通乳。

［主治］肝郁气滞，乳汁不通，乳房胀满而痛，甚或实硬，乳汁稠，胸胁不舒，或烦躁易怒，苔薄黄，脉弦数。

【按语】产后精神抑郁，肝气不得疏泄，故乳汁不通，伴见乳房胀痛、胸胁不舒。若肝郁渐欲化热，则可有烦躁易怒、苔黄脉弦数等表现。方中王不留行、穿山甲、通草通络下乳；青皮、柴胡疏肝解郁；当归、川芎补血养血活血；天花粉清热滋阴。若热盛乳房有红肿趋势者，可加蒲公英以清热解毒。

3. 加味赤小豆当归散方的运用（自创方）

［药物］当归60g，赤小豆30g，丝瓜络10g。

［用法］水煎服，1日1剂，早晚分2次服。

［功效］和血、祛湿、通络。

［主治］湿热阻络，乳汁不行。

4. 通乳宁方的运用（自创方）

［药物］紫苏梗30g，王不留行30g。

［用法］水煎服，1日1剂，早晚分2次服。

［功效］行气和中，通经下乳。

［主治］气血不畅，乳汁不通。

5. 土单验方的运用

（1）治产妇乳头内陷方：黄芪、炙当归、干葛、升麻、黄柏、连翘各6g，牛蒡子、炙甘草各3g，肉桂1.5g，水2杯，酒半杯，煎至1杯，食后服。

（2）用四物汤加炒麦芽30g，牛膝30g，水煎服。治乳膨，即妇人初产，因子夭折，蒸乳而发寒热作痛。

（3）用瓜蒌1个，甘草9g，生姜3片，水煎服。治妒乳，即多因新产儿未能吮乳，或乳胀捏其汁不尽，致乳汁蓄积，与血气相搏，壮热大渴，全乳胀，硬掣痛，迟则成痈。

（4）回乳方：炒麦芽30g，水煎作茶饮。产后不需哺乳而欲回乳的，可用此方。

（二）验案摘要

案1　肖某，女，27岁，1986年10月来诊。患者产后10天无乳汁，或略有一点也很清稀，乳房不胀痛，脉沉无力，舌淡质干。诊为气血两虚，治用"生乳宁"方，服6剂，乳来如泉涌。

案2　高某，女，28岁，职工，1988年9月来诊。患者产后6天乳汁不行，乳房胀痛，乳汁难下或下之点滴稠而不畅，脉沉有力，苔黄质干。诊为乳汁瘀而不行，治用"催乳宁"方，2剂愈。

案3　陆某，女，29岁，莱阳人，1995年11月来诊。患者产后3天两乳肿胀，乳汁不行，大便秘结带血，舌苔黄腻，脉数。诊为湿热蕴结，乳络受阻，热伤血络则便血。治宜当归、赤小豆汤加味。连服10剂痊愈。

案4　郑某，女，25岁，工人，1986年4月来诊。自述因产后3天不慎挤压乳房，乳中结核而胀痛，皮肤色泽不变，乳汁不通。曾用推拿法和其他药物治疗也不见效。症见饮食二便均正常，舌苔白，脉弦。诊为乳腺挤压，气血不畅。用"通乳宁"治之，连服3剂，乳汁即通畅。

【**按语**】临床上，产后乳汁不行或分泌异常，多见于大龄产妇。所以，在辨治上，首先要分清虚实，其次再辨大便难否。《金匮要略》云："新产妇人有三病……三者大便难。"其意为新产血虚，亡津液，故大便难。产后无乳汁，一般多由血虚、血瘀所引起，常用生化汤加减。本人以上所用四方，是根据临床辨证加减所创，效果明显。如案1因气血两虚而乳汁不行，用"生乳宁"；案2因乳络受阻而乳汁不行，用"催乳宁"；案3由大便难，湿热阻络而乳汁不行，用"赤豆当归散"加味；案4由外力挤压所致的乳汁不行，用"通乳宁"。举此4案可见，同是产后无乳汁，却有补而通之与疏而通之的不同。所以，实践中对于无乳汁症，要辨证施治，分清寒热，详辨虚实，虽是同症也不一定同治。

四、产后腹痛

产后因出血过多，或余血停留，容易引发腹痛或恶露不绝、不下等症。要根据腹痛的性质，是绵痛喜按还是痛处有块拒按，分清虚实；根据恶露的色质，是色淡清稀还是色紫有块，分清寒热；根据舌脉辨证，是舌淡脉弱而迟，小腹冷坠，还是舌赤脉弦而数，小腹灼痛。脉症相参，分清寒热虚实。产后诸病，非虚即瘀，“生化汤”一方，运用颇广。

验方

1. 生化汤的运用（《傅青主女科》）

［药物］当归24g，川芎9g，炒桃仁（去皮尖）9g，炙甘草6g，炮姜（春秋季用3g，夏季用1.5g，冬季用5g）。

［用法］水煎服，或用黄酒、童便各半煎服。1日1剂，早晚分2次服。

［功效］活血化瘀，温经止痛。

［主治］产后小腹疼痛，或恶露不行，行而不畅。

［加减］小腹痛甚下血块者加延胡索9g，肉桂3g，蒲黄10g，五灵脂10g（若块痛未止不可加黄芪、白术，恶露已行、腹痛已止去桃仁）；产后腹痛有块久而不消者，加三棱9g，延胡索9g，肉桂3g；产后块痛未止，妄见妄言者，加茯神9g，柏子仁9g，陈皮9g，党参9g，大枣7枚；产后腹痛色紫有块，恶露下多者加益母草15g，下少或不下者加红花6g；产后块痛恶露上冲，恶心呕吐者加山楂炭10g，去炙甘草；产后块痛，动怒气逆胸膈不利者，加木香3g；夹热者去炮姜，加生地黄15g，蒲公英15g；口渴者加麦冬9g，五味子3g；汗多者加浮小麦30g，麻黄根6g；伤面食者加神曲9g，麦芽9g；伤肉食者加山楂9g，砂仁3g；产后食冷物胃腹痛者，加肉桂3g，吴茱萸3g，砂仁3g。

验案：赵某，女，25岁，莱阳人，于1986年7月求诊。症见产后1天，小腹痛甚行，恶露行而不畅，大便干燥，脉数无力舌暗。方用生化汤加减：当归24g，川芎6g，炒桃仁3g，炙甘草3g，炮姜1g，五灵脂15g，蒲黄15g。水煎服，3剂而愈。

【按语】生化汤，乃产后第一方。生者生新血也，化者化旧血也。方中重用当归补血活血，祛瘀生新，为君药；川芎活血行气，为臣药；桃仁活血祛瘀，炮姜温经止痛，均为佐药；炙甘草协调诸药，用黄酒助药力直达病所，加强活血消瘀，共为使药。因而能生新化旧，故名“生化汤”。过去，农村家有孕妇者，常备3剂中药生化汤，以备孕妇产后服用。

2. 当归建中汤的运用（《济阴纲目》）

［药物］当归12g，炒白芍18g，桂枝6g，炙甘草6g，生姜3片，大枣1枚。

［用法］水煎服，1日1剂，早晚分2次服。

［功效］补益气血。

［主治］虚寒性产后腹痛。

【按语】产后虚寒腹痛，过去农村常用羊肉500g，生姜150g，当归90g，煎汤温服。严重者可加人参9g，黄芪18g，煎汤服用，效果堪佳。

五、初产感冒

土单验方的运用

（1）当归24g，川芎9g，炒桃仁（去皮尖）9g，炙甘草6g，炮姜1.5g，加葱白3棵，豆豉10g，水煎服。

（2）当归24g，川芎9g，炒桃仁（去皮尖）9g，炙甘草6g，炮姜1.5g，加防风9g，羌活9g，水煎服。治产后伤风发热，恶寒头痛。

（3）用葱豉汤治产后感冒，药物：葱白（带须）3根，淡豆豉15g，水煎服。

验案：赵某，女，28岁，莱阳人，1992年10月来诊。自述产后3天患感冒，鼻流清涕，发热恶寒，恶露不断，无腹痛，脉舌均正常。诊为产后轻型感冒，遂用葱白（带须）3根，淡豆豉15g，水煎服，3剂即愈。

【按语】感冒虽为小病，但“百病多从感冒起，久治不愈便成劳。”尤其是产后感冒，更加不可小视。葱豉汤方虽小，如使用得法却很有效。若感冒严重者发生抽风，可加荆芥穗9g为末，生姜冲服。若有恶露、小腹痛等产后其他病症者，仍须参照其他病症用生化汤加减化裁治疗。

六、产后便秘

因产后失血伤津，营血骤虚，不能濡润肠道，以致引起肠燥便难。常用生化汤加减。

［药物］当归24g，川芎9g，炒桃仁（去皮尖）9g，炙甘草6g，肉苁蓉9g，麻仁24g，水煎服。

七、产后尿频

产后小便次数增多，日夜数10次，或产后小便淋漓，不能自禁，称为“产后尿频”和“产后尿失禁”。多由气虚或肾虚所引起，治宜补气固涩。

验方

1. 黄芪生化汤的运用（经验方）

［药物］当归24g，川芎9g，炒桃仁9g，炙甘草6g，炮姜1.5g，桑螵蛸9g，覆盆子9g，昼夜同频加黄芪9g。

［用法］水煎服，1日1剂，早晚分2次服。

［功效］补气固涩。

［主治］产后小便失禁。

2. 脬损饮的运用（经验方）

如产时接生不慎，损伤膀胱，小便淋漓不断，间或夹血，治宜扶气补脬，方用“脬损饮”。

［药物］炙黄芪24g，党参24g，炒于术9g，炙升麻4.5g，柴胡4.5g，当归9g，炒白芍12g，广陈皮9g，煅牡蛎30g，炙龟甲30g，黄丝（即蚕丝自然黄）炭6g，五倍子9g，五味子4.5g，桑螵蛸12g，乌贼骨12g，红枣7枚，炙甘草6g。

［用法］水煎服，1日1剂，早晚分2次服。

［功效］补气益血，收涩生肌。

［主治］膀胱阴道瘘或叫“脬损”，即难产或接生不慎所致，引起产后小便失禁。

［加减］脘痞吞酸者去五味子、五倍子；食欲不振者加焦谷芽、炙鸡内

金；腰痛重者加杜仲、续断；血虚甚者加陈阿胶；阴道出血者加血余炭、焦地榆等。

3. 土单验方运用

［药物］用黄芪9g，当归9g，人参9g，白术9g，白芍9g，甘草3g，猪胞（洗净）1个，将上药装入猪尿胞，加清水煮至胞烂，去滓，吃胞喝汤，日3次。

【按语】重用党参、黄芪、牡蛎、龟甲补气以生血，收涩以生肌；且诸药相互配合，着重培补脾胃，双补气血，促进组织修复，创口愈合而达到控制小便的目的。治疗期间，应避免劳累，忌食刺激性食物，症状控制后，2个月内禁止房事，否则影响疗效。但对病程已超过3个月以上者，再用本方则疗效较差。

八、产后尿闭

产后排尿困难，欲解不能或小腹胀急疼痛，达8小时以上者，称“产后尿闭”或“产后癃闭”。治宜行气利水。

［药物］当归24g，川芎9g，炒桃仁9g，炙甘草6g，炮姜1.5g，冬葵子9g，车前子9g，枳壳9g，水煎服。

【按语】产后尿闭，亦称尿潴留或癃闭。多因生产时用力太猛，或因初产、手术损伤冲任，瘀阻溺道，气化失司所致。症见小腹胀急，膀胱充盈，小便不通。亦可用益母草30g（或加甘草3g），浓煎分2次1日服完。

九、产后腰痛

产后腰痛，《济阴纲目》曰：“产则劳伤，肾气损动，胞络虚，未平复而风冷客之，冷气乘腰，故令腰痛也。”治宜下方。

［药物］当归24g，川芎9g，炒桃仁9g，炙甘草6g，炮姜3g，杜仲9g，续断9g，水煎服。或服用中成药肾气丸。

十、产后腹泻

［药物］当归24g，川芎9g，炒桃仁9g，炙甘草6g，炮姜3g，莲子肉20g，肉豆蔻9g，诃子9g，水煎服。适用于产后块痛大便泄泻者。

［加减］产后块痛，患痢疾里急后重者，加陈皮9g，木香6g，砂仁6g；患红痢疾去炮姜，煎汤送服香连丸（木香、黄连）。

十一、产后发痉

产褥期中，发生口噤神昏，项背强直，手足抽搐，甚至角弓反张，称为产后发痉或产后风。病因多由产后血虚、中风、痰湿所引起。治宜养血为主，佐以祛风豁痰。常用生化汤加减。

验方

1. 生化汤加减的运用

［药物］当归24g，川芎9g，炒桃仁9g，炙甘草6g，炮姜1.5g，荆芥穗9g，蝉蜕15g。

［用法］水煎服。

［加减］若严重者加止痉散，阴虚者则用大定风珠。

2. 土单验方的运用

［方一］生石膏250g，飞罗面120g，广木香4.5g。

［用法］共为细末，以水调成如核桃大丸，用桑木炭煅之，以煅透为度，如有黑心即不用，取研为末，每服3g，元酒或温开水送服。

［方二］鱼鳔30g，切碎用滑石粉炒珠为末，每次服6g，黄酒冲服出微汗（治产后头风）。

［方三］天虫10个炒黄，蝉蜕10个炒黄，蜈蚣1条炒黄，朱砂1.5g，牛黄1.5g，共为细末。

［用法］成人1次服之，用黄酒冲服；小儿服四分之一用乳汁送服（治产后风、四六风）。

【按语】产后风愈后服生化汤2剂；四六风：发热口噤，角弓反张，抽搐昏迷（破伤风），服药后1~2小时，肠中雷鸣，药已中病，至12小时愈。

十二、胎衣不下

胎儿娩出以后，经过较长时间胎盘不能娩出，称为胎衣不下。此症多由气虚、寒凝所引起。治宜补气祛寒为主，佐以养血行瘀。

［药物］（1）当归24g，川芎9g，炒桃仁（去皮尖）9g，炙甘草6g，炮姜3g，水煎服。血竭7g，没药3g，为末冲服。

（2）当归24g，川芎9g，炒桃仁（去皮尖）9g，炙甘草6g，炮姜1.5g，人参9g，益母草18g，久不下或加炙龟甲9g（为末冲服），牛膝18g，水煎服。

附：治临产时羊水已下1日而小儿不来者方。

［药物］党参60g，当归90g，牛膝120g。

［用法］水煎浓汁，饮服。

十三、产后头痛

［药物］当归6g，川芎6g，白芍6g，益母草6g，川羌活6g，白芷6g，炒芥穗6g，麻黄6g，艾叶6g，炙甘草6g，红花1.5g，砂仁1.5g，黑豆9g，薄荷4.5g，大枣7枚。

［用法］水煎黄酒引服。或共为细末，蜂蜜为丸，每丸9g重，日服3次，每服1丸，温开水送服。

十四、流产诸症

怀孕后要终止妊娠，须要流产。无论是人工流产还是药物流产均不可轻视。人工流产与满月顺产应同样护养，不可忽视流产后的护养以致引起各种疾病。须知，流产后留下的后遗症更严重，治疗更难。所以，必须重视养护和治疗。

验方

1. 加味益黄生化汤的运用（经验方）

［药物］当归24g，川芎9g，桃仁9g，炮姜3g，甘草6g，黄芪30g，枳壳6g，益母草30g，炒芥穗9g。

［用法］黄酒适量，水煎服，每日1剂，早晚分2次服，一般服5剂即愈。

［主治］药物流产或人工流产引起月经淋漓不断。

验案1：宋某，女，28岁，职工，1992年4月来诊。自述3天前因药流引起阴道流血，淋漓不断，量少色黑有块，小腹时痛，饮食二便均正常，脉沉涩，舌暗苔白。诊为气虚血瘀，方用“益黄生化汤”加减。

［处方］黄芪30g，益母草30g，当归20g，川芎3g，桃仁3g，红花3g，炮姜3g，甘草6g，五灵脂10g，蒲黄10g，仙鹤草30g。水煎服，5剂基本痊愈。

验案2：江某，女，26岁，河南人，2003年7月12日来诊。自述流产受寒引起腰痛，在当地多方求医治疗无效，遂到莱阳求医。腰痛已2个多月，痛的部位在腰尾骶骨。小腹痛伴见黄带，腿亦觉痛，饮食二便正常，脉弦舌暗苔腻。辨证为流产后血虚血瘀，寒化湿阻，治用益黄生化汤加味。

［处方］当归18g，川芎6g，桃仁3g，红花3g，炮姜2g，炙甘草3g，黄芪10g，泽兰6g，益母草15g，枳壳3g，薏苡仁30g，土茯苓30g，赤小豆30g，刘寄奴30g，川楝子15g，延胡索15g，丹参30g，乳香5g，没药5g，牛膝15g，木瓜15g，狗脊30g，鹿角胶（烊化）9g，羌活9g。水煎服，连服15剂见愈，又继服15剂才根治。

2. 举元崩漏宁方加减的运用

［药物］炙黄芪30g，党参30g，白术10g，甘草6g，升麻4g，炒枣仁30g，贯众炭15g，生地黄炭15g，荆芥炭9g，益母草20g，茜草炭30g，海螵蛸30g，仙鹤草30g，墨旱莲30g，枳壳9g，炒黄芩6g，阿胶（烊化）9g。

［用法］水煎服，每日1剂，早晚分2次服。

［主治］人工流产后引起崩漏。

验案：赵某，女，43岁，农民，1998年2月来诊。患者自述在当地医院人工流产，导致月经淋漓不断，至今1年半多，曾服各种中西药治疗仍未好转，故托我校赵老师介绍来诊。症见面色㿠白，舌体大色暗，自觉活动后月经量多，色红有块，漏下不断，全身无力，头晕失眠，饮食二便尚可，脉沉无力。诊为气虚下陷，虚热血瘀，治用举元崩漏宁方加减。开始服3剂血即止，继服6剂而全愈。

3. 调经催冲汤的运用

［药物］党参30g，黄芪20g，菟丝子20g，当归20g，白术15g，川芎12g，香附9g，路路通9g，续断9g，补骨脂9g，柴胡6g，牛膝6g。

［用法］每于月经干净后连服3剂，以3个周期为1个疗程。

［主治］人工流产、刮宫，引起月经稀少或经闭。

【按语】无论人工流产或药物流产，大都非虚即瘀，单用补法或祛瘀药均效不明显。所谓非虚即瘀：虚是指气虚，因子宫收缩力差所致；瘀是指血瘀，因蜕膜脱落不全。崩漏日久治宜升提，新得者则可补气祛瘀即可。如小腹痛加五灵脂、蒲黄；有块加三七；小腹冷、畏寒，加炮姜、艾叶炭；腰痛加杜仲、续断。

4. 土单验方的运用

人工流产方：阿魏3g，官粉1.5g，为细末加面做成如指粗形，纳入阴中。

第六节　乳 房 病

乳房病，男女皆有此病，不是女子独有。但临床上多见女子患此病，男子则很少见。故将乳房病单列妇科论述。

一、乳痈

乳痈，是发生于乳房部的急性化脓性疾病，俗称“奶疮”，相当于西医的急性乳腺炎。常发生于哺乳期妇女，尤以尚未满月的初产妇为多见。发于妊娠期的，称为内吹乳痈；发于哺乳期的，称为外吹乳痈。本病以乳房红肿疼痛为主症。初起乳部焮红肿痛，伴有发热、恶寒、头痛等全身症状，日久化脓溃烂。《外科大成》曰:“生于乳房，红肿热痛者为乳痈，由肝气郁结，胃热壅滞而成也。”《医宗金鉴》云:“乳痈乃阳明、厥阴二经，风热壅盛。”《万病回春》认为：“乳汁不通，结核成饼不散，寒热作痛者，宜速揉散，乳汁亦通，饼核自消。如不消，结成乳痈。”临床所见，若肝气郁结，胃热熏蒸，均可使乳房气血凝滞，发为乳痈。故证型一般分为肝郁型和胃热型两种。治宜按照发病顺序分4个阶段施治。

验方

1. 复元通气散加减的运用(《医宗金鉴》)

第1阶段为硬结期，症见憎寒壮热、头晕口苦，胸闷烦急，胃纳不佳；

乳房出现硬结，皮色微红，乳汁不通。舌苔薄白，脉弦。多因肝郁胃热，气血凝滞所致。治宜理气和胃，解毒通乳为主。方用复元通气散加减。

［药物］青皮9g，陈皮9g，瓜蒌9g，穿山甲4.5g，连翘9g，甘草6g，金银花9g。

［用法］水煎，每日1剂，早晚分2次内服。

［外用］药渣热敷局部，或用新鲜蒲公英50g，捣烂外敷。

2. 瓜蒌牛蒡汤加减的运用

第2阶段为红肿期，症见高热口渴，头晕作呕，大便秘结，小溲短赤；乳房焮肿，疼痛增剧，表皮发红，舌苔黄腻，脉洪数。多因阳明热壅，毒热炽盛所致。治宜清热解毒，活血散瘀。方用瓜蒌牛蒡汤加减。

［药物］瓜蒌12g，牛蒡子12g，天花粉9g，黄芩9g，栀子9g，连翘9g，炒皂角刺6g，金银花9g，甘草6g，青皮9g，陈皮9g，柴胡6g。

［用法］水煎，每日1剂，早晚分2次内服。

［外用］马齿苋、紫花地丁、红花、苦菜、薄荷、绿豆粉适量，捣烂敷患处。

3. 托里排脓汤加减的运用

第3阶段为化脓期，症见高热不退，周身乏力，纳食不佳，夜寐不安；乳部疼痛难忍，肿块焮赤，按之应指，舌苔黄，脉弦数。病因为邪毒蕴聚，瘀乳化脓。法宜托里排脓，方用托里排脓汤加减。

［药物］人参9g，炒白术15g，炒山甲6g，白芷9g，升麻9g，甘草节6g，全当归9g，青皮9g，皂角刺6g，生黄芪12g。

［用法］水煎，每日1剂，早晚分2次内服；

［外用］切口引流，用长纸捻沾提毒粉（红粉30g，轻粉30g，血竭12g，朱砂9g，冰片6g，麝香1.5g，琥珀6g）纳入疮口，化腐提毒。既可引流，又可防止疮口过早收口。

4. 八珍汤加减的运用（《正体类要》）

第4阶段为溃破期，症见溃后正气大伤，自汗，盗汗，午后低热；疮形晦暗，脓水清稀，舌质淡，苔薄，脉细微。病机为气血两亏，脓腐未尽。治宜补正排脓，方用八珍汤加减。

［药物］党参15g，茯苓9g，白术9g，炙甘草5g，熟地黄9g，当归9g，

白芍9g，川芎9g。

［用法］水煎，每日1剂，早晚分2次内服；

［外用］用提毒粉适量敷患处。

5. 土单验方的运用

（1）治乳痈初起方：乳痈初起多为乳汁瘀积，肝胃郁热，毒热蕴结而成。方药宜疏肝清热，通乳消肿。

［方一］瓜蒌30g，牛蒡子15g，丝瓜络20g，夏枯草20g，野菊花15g，金银花15g，通草12g，路路通12g，甘草5g，水煎服，每日1剂，4～6剂即愈。

［方二］金银花、蒲公英各60g，黄酒煎服出微汗。重者用瓜蒌1个，鹿角霜9g，通草9g，木通9g，天花粉15g，漏芦9g，防风6g，浙贝母9g，甘草9g，连翘9g，痛加乳香、没药各9g，水煎服。

［方三］青皮9g，当归9g，生地黄9g，白芍6g，柴胡6g，蒲公英6g，皂角刺6g，金银花9g，炮山甲3g，瓜蒌12g，生甘草3g，橘叶4.5g，水煎服，出微汗。

［方四］赤芍9g，白芍9g，当归6g，山栀9g，黄芩9g，香附9g，青皮6g，紫苏梗4.5g，穿山甲12g，蒲公英30g，王不留行12g，路路通12g，水煎服。

（2）治急性乳腺炎方

［方一］露蜂房1个，用砂锅焙干呈半黑半黄色，研细贮瓶备用，间隔6小时服用1次，每次1～2g，以温黄酒冲服后，盖被出微汗。

［方二］葛根、苦参、地榆各15g，水煎服。

［方三］哺乳期妇女，乳房被挤，皮色不变，乳汁不下，有硬块者，用王不留行30g，紫苏梗30g，水煎服，3剂即愈。

（3）治一切乳痈方

苦参15g，生地榆15g，葛根15g，用水煎汁，用温黄酒送服，出微汗。

（4）外用验方

［方一］橘核100g研细末，用25%酒精或一般低度白酒，调湿摊纱布上外敷，干后取下更换之。

［方二］在患者后背与乳房相对的位置，用三棱针扎3～4下，拔火罐出

血，日2次。

［方三］用蝎子尾（最后一节连毒针）3g，焙焦研末，放在胶布上敷患处。

（5）治乳痈术后持续发热、刀口不愈合方（适用气阴两虚）：黄芪30g，竹叶9g，生石膏30g，麦冬15g，半夏12g，红参10g，竹茹12g，陈皮6g，天花粉9g，甘草6g，水煎服，1日1剂。

二、乳癖

乳腺增生病，古称“乳癖”。乳癖之名最早见于《中藏经》。本病与西医学的乳腺增生病基本相同，在病理形态上包括“乳腺小叶增生”（好发于青春期的经前）、“乳腺导管增生”（多发生于哺乳后期）、“乳腺囊性增生”（常发生于更年期）和乳房纤维瘤等症。发病原因，西医学认为与内分泌失调有关。中医学认为多因外邪袭体，情志内伤，肝郁气滞，痰凝乳房而成。临床表现为乳房肿胀（气），或有肿块（痰），或有压痛（热）等症，常伴见月经病。如果肿块出现在乳房左上方，应抓紧治疗，否则，可能诱发乳癌。

乳癖好发于30～45岁的女性。症见月经期乳房疼痛、胀大。有大小不等的结节状或片块状肿块，边界不清，质地柔韧，常为双侧性。肿块和皮肤不粘连。乳核多见于20～30岁的女性，肿块多发生于一侧，形如丸卵，表面坚实光滑，边界清楚，活动度好，可推移，病程进展缓慢。

在治疗原则上，应采取疏肝理气、化痰散结为主。但针对不同病情，应灵活加减，分别论治。

（一）验方

1. 柴胡疏肝散的运用（《景岳全书》）

［药物］柴胡9g，白芍12g，枳壳6g，川芎6g，香附9g，甘草6g，陈皮6g，加当归、川楝子、郁金、路路通（或加丝瓜络）。

［用法］水煎服。1日1剂，分3次服。

［功效］疏肝理气，活血通络。

［主治］青春期经前，乳房乳头胀痛，烦躁易怒，脉多弦。

【按语】此证多属肝郁气滞，亦可用逍遥散加香附、郁金、橘叶、牛膝、生麦芽临证施治。总之，方中柴胡疏肝解郁，香附、川芎、川楝子行气止痛，白芍、当归养血活血，枳壳宽中行气，陈皮、甘草理脾和中，郁金开郁行气止痛，路路通通络散结。如见乳房有块胀痛甚者，可酌加橘核、王不留行。

2. 复元流气饮的运用（自创方）

临床中，对乳腺导管增生或乳房囊性增生，则比较难治。经临床反复探索，自创一有效方剂，取名“复元流气饮”。

［药物］青皮6g，陈皮6g，苏叶4g，枳壳6g，乌药6g，槟榔6g，厚朴5g，郁金15g，白芷9g，桔梗9g，防风6g，瓜蒌30g，炮山甲（为末冲）2g，橘核20g，当归15g，白芍15g，川芎9g，黄芪30g，党参20g，金银花12g，连翘6g，甘草6g，木通3g，肉桂3g。

［用法］水煎服。1日1剂，分3次服。

［功效］疏肝理气，通乳散结，补益气血。

［主治］乳房肿块，压痛，皮色不变。

［加减］肿块结硬加土贝母30g，三棱9g，莪术9g；乳头痒甚加白蒺藜10g；腰痛加鹿角胶10g，狗脊30g；有恶变者加山慈菇15g，核桃仁30g。

3. 土单验方的运用

（1）治乳房结核方：猫眼草根9g，鸡蛋3个。制法：将猫眼草根切碎水煎沸，再将鸡蛋打碎煮熟。服法：单吃鸡蛋，7天吃1次，连吃7～10次。早期使用，效果良好，已溃者无效。此方治肺结核、脊椎结核、肠结核亦可。

（2）治乳房结核及痈疽方：连翘15g，浙贝母15g，天南星15g，甘草15g，大瓜蒌15g（炒）。用法：共为细末，分20包，日服2次，早晚饭后用酒水各半冲服。

（3）治乳房结核经验方：蒲公英30g，金银花15g，连翘9g，青皮9g，牡蛎30g，瓜蒌仁24g，当归9g，白芥子9g，白芍12g，甘草6g，生麦芽15g，水煎服。

（4）如用一般方不愈者，用此方甚效：大蜈蚣2条，全蝎3g，银珠1.5g，共为细末，元酒冲服出汗。

（二）验案摘要

案1　盖某，女，40岁，工人。1996年11月来诊。乳房结核3年，经西医检查为乳腺增生，建议手术。患者身体虚弱，害怕手术，故来求用中医治疗。症见两侧乳房左右处上方均有肿块，按之压痛，皮色如常，月经正常，脉弦细，舌淡，辨证为气血两虚，气滞化热，热郁痰核。治以“复元流气饮”加减：白芍15g，当归15g，川芎9g，黄芪30g，党参30g，防风6g，桔梗9g，白芷9g，枳壳6g，槟榔6g，乌药6g，川朴6g，肉桂4g，木通4g，苏叶5g，橘核30g，甘草6g，郁金15g，青皮6g，陈皮6g，瓜蒌15g，金银花10g，连翘6g，炮山甲（为末冲）2g，水煎服，连服40剂愈。

案2 王某，女，32岁，教师。1999年2月来诊。症见经前乳房胀痛，触之痛甚，按之两乳漫肿胀有核，皮色不变，月经量少色黑无块，淋漓7天才净，脉沉细，舌淡。辨证为气滞血瘀，气血两虚。治以“复元流气饮”加减：青皮9g，陈皮9g，瓜蒌30g，炮山甲（为末冲）3g，金银花15g，连翘15g，甘草6g，郁金18g，香附9g，卷柏30g，牛膝30g，续断15g，丹参30g，当归9g，白芍15g，川芎9g，橘叶9g，橘核30g，黄芪20g，党参20g，槟榔6g。每于月经来潮前10天水煎服，连服10剂即愈。

三、乳岩

乳岩，是指乳房部的恶性肿瘤，相当于西医学的乳腺癌。其特点是乳房部出现无痛、无热、皮色不变而质地坚硬的肿块，推之不移，表面不光滑，凹凸不平，或乳头溢血，晚期溃烂，凹如泛莲。是女性最常见的恶性肿瘤之一。无生育史或无哺乳史的妇女，月经过早来潮或绝经期愈晚的妇女以及有乳腺癌家族史的妇女，乳腺癌的发病率相对较高。男性乳腺癌较少发生。

乳岩的发病，多与情志失调，气机不畅；饮食失节，久嗜厚味；冲任不调，气血失和等有密切关系。此外，外感风寒，阻塞经络，日久亦可导致乳岩。

早期诊断是乳岩治疗的关键，原则上以手术治疗为主。

中医药治疗多用于晚期患者，辨证论治。如肝郁痰凝证，治以疏肝解郁，化痰散结为主，方用神效瓜蒌散合开郁正元散加减；冲任失调证，治以调摄冲任，理气散结为主，方用二仙汤合开郁正元散加减；气血两亏证，治以补益气血，宁心安神为主，方用人参养荣汤加味。

验方

1. 加味神效瓜蒌散的运用（《济阴纲目》）

［药物］瓜蒌30g，当归15g，生甘草15g，乳香6g，没药6g，香附9g，川贝母9g，地黄15g，白芍15g，川芎9g，党参15g，白术12g，陈皮6g，半夏6g，茯苓9g，栀子9g，柴胡9g，牡丹皮9g，干姜3g，大枣3g。

［用法］水煎服。1日1剂，分3次服。

［主治］乳痈、乳岩。

【按语】据原书记载：此方"治妇人乳痈乳岩神效"或酌加夏枯草、青皮，其效更好。若服后结核不散者可加皂角刺15g。若气血虚的加八珍汤，痰湿重的加二陈汤，药渣可以外敷。故歌曰：神效瓜蒌当归草，乳香没药醇火熬；香贝八珍二陈汤，山栀柴胡牡丹皮姜。

2. 二仙汤的运用（经验方）

［药物］仙茅15g，淫羊藿9g，巴戟天9g，知母5g，黄柏5g，当归9g。

［用法］水煎服。1日1剂，分3次服。

［主治］乳痈乳岩晚期，冲任失调，肾阴阳俱虚。

3. 开郁正元散的运用（《医宗金鉴》）

［药物］茯苓、白术、青皮、陈皮、神曲、麦芽、延胡索、香附、砂仁、海粉、山楂、甘草、桔梗各等份。

［用法］生姜3片，水煎服。1日1剂，分3次服。

［功效］利气行血，和脾消导。

［主治］痰饮血气郁结，积聚胀痛。

4. 人参养荣汤加味的运用（《医宗金鉴》）

［药物］人参9g，白术9g，茯苓7g，甘草9g，黄芪9g，陈皮9g，当归9g，熟地黄7g，白芍27g，桂心9g，远志5g，五味子7g，姜3片，枣2枚。

［用法］水煎服。1日1剂，分3次服。

［主治］积聚成损，肺脾两虚，肢体瘦倦。

5. 乳癌散的运用（经验方）

［药物］露蜂房、土楝子、雄鼠粪（两头尖者为雄），各等份。

［用法］炒研细末，每服9g，开水或陈米醋送下，间2日1次。亦可水泛为丸服之。如重者再加山羊角（用量为其他药双倍），每服9g，日2次，效尤良。

6. 加味阳和汤的运用（《外科证治全生集》）

［药物］熟地黄30g，麻黄1.5g，鹿角胶9g，白芥子6g，肉桂3g，生甘草3g，炮姜炭1.5g，土贝母30g。

［用法］水煎服。1日1剂，分2～3次服。

［外用］木香、生地黄等量捣饼热敷患处。

［主治］乳腺癌。

7. 土单验方的运用

（1）治乳岩未破方：

山慈菇3g（用表面高低不平者），核桃仁9g，鹿角18g，共捣一处，用元酒冲服，每日1次，以愈为度。

（2）治乳岩外敷方（溶坚膏）：

木鳖子（去壳）9g，白矾9g，铜绿9g，肥大枣20个，用石臼杵为膏状，外敷患处。

（3）治乳生硬核皮色不变块大如筋状方：

人参须3g，苍术9g，炙甘草9g，神曲9g，陈皮6g，穿山甲9g，瓜蒌仁4.5g，金银花12g，青皮6g，白芷6g，牡丹皮4.5g，天花粉4.5g，皂刺3g，乳香6g，没药6g，鹿角18g，山慈菇4.5g，核桃仁2个，水煎服。

四、乳疬

乳房异常发育症，古称“乳疬”。临床多见乳晕中央有扁圆形肿块，或为一侧，或为两侧均见，或相继发生。局部有轻度压痛或胀痛。发病原因，一般多为肾气不足，肝失所养所致。笔者常用下方治疗，效果显著。

［药物］大黄3g，白芷3g，鹿角3g。

［用法］水煎服，1日1剂，分早晚2次服。

验案：于某，女，10岁，烟台市人，1998年5月来诊。自述1年前右侧乳房胀痛，局部有扁圆形肿块压痛，经多种治疗无效故来诊。刻诊症见同上述，伴见口臭甚剧，大便秘结，查脉数舌苔黄，辨证为肝失所养，胃热上冲，致乳房结核。治宜疏肝散热，清胃消核。用大黄、白芷、鹿角等三味小药，连服15剂即治愈。

【按语】本方以大黄苦寒泄瘀热，白芷芳香以通窍，鹿角咸温散热行血以消肿，药少力专，故化瘀散热消肿之功明显。

五、乳房胀痛

足阳明胃经循行乳中，如胃热内蕴，邪热循经上犯，经脉不利，常见两乳胀痛。治当直泻胃热，方用小承气汤导热下行，加青皮理气。则邪去经气复常，两乳胀痛自消。

验方

小承气汤加减的运用(《伤寒论》)

［药物］川朴9g，枳实6g，大黄6g，青皮10g。

［用法］水煎服，1日1剂，早晚分2次服。

验案：杨某，女，32岁，1990年2月来诊。患者两乳胀痛4个月余，时痛时止。经妇科、外科检查，未发现异常。屡服西药及中药疏肝理气之剂乏效。初诊：乳房触之有胀感，未及包块，胃脘郁闷不舒，时有嗳气，大便干，舌红苔根部黄腻，脉数。辨证为胃热蕴结，经脉不利，治宜泻热导滞，理气消胀。用上方服药2剂，泻下稀便4次，胃脘不舒亦愈，至今未发。

六、乳头破裂

土单验方的运用

(1)荔枝核30g，砂锅焙黄为末，香油调搽，日2次。

(2)橡子壳30g焙黄，煅白矾6g，为末，香油调搽。

(3)蜂蜡10g，香油10g，熬化和匀，调搽患处。

七、乳头疮(乳突炎)

土单验方的运用

(1)湿热型：黄连15g，炉甘石15g，共为细末，鸡蛋黄和香油调搽患处。

（2）寒湿型：公丁香30g为末，香油调搽。

第七节　妇科杂症

妇科杂症，是指当代因环境变化、科技发展、饮食改变及治疗手段的西化等因素引起的古代医籍中未有记载的疾病。如妇女各种隐患及因放环、刮宫、药物流产等引起的各种病症。笔者根据多年临床实践，将本人治疗妇科杂症的验方记述如下，以供同业参考。

一、盆腔炎

盆腔炎包括子宫、输卵管、卵巢、盆腔腹膜及盆腔结缔组织的炎性病变。多由细菌感染和外邪侵入等多种原因引起。如属急性感染，应抓紧到医院就医；如属慢性盆腔炎，可用下方治疗。

验方

1. 方一

［药物］当归9g，川芎9g，薏苡仁9g，凌霄花9g，金银花9g，连翘9g，牡丹皮9g，乳香9g，没药9g，木通5g，冬瓜仁15g。

［用法］水煎服。每日1剂，早晚分2次服。

［主治］妇女盆腔炎。

2. 方二

［药物］当归12g，益母草15g，官桂3g，生蒲黄6g，香附6g，乌药6g，吴茱萸6g。

［用法］水煎服。每日1剂，早晚分2次服。

［主治］慢性盆腔炎、腹痛、白带多。

二、阴痒

妇人阴痒，古称“隐疾”，现称为“阴道炎”。常见的有滴虫性阴道炎、霉菌性阴道炎、细菌性阴道炎、老年性阴道炎等。究其病因，均由湿邪所致。临床上比较难治的是老年性阴道炎。因“肾开窍于二阴”“肾为先天之本”，真阴真阳皆始于此。老年妇女肾阴枯乏而致阴虚阳亢，邪蚀阴中。治以滋阴而制阳，兼夹湿热再加以清热利湿以止痒之剂，效果立竿见影。

验方

1. 加味二至丸的运用（自创方）

［药物］墨旱莲20g，女贞子20g，何首乌20g，肉苁蓉10g，生地黄20g，熟地黄20g，牡丹皮12g，山萸肉12g，龟甲9g，白鲜皮15g，山药15g，茯神15g，赤芍15g，白芍15g，泽泻10g，土茯苓15g，连翘15g，竹叶12g。

［用法］水煎服，每日1剂，早晚分2次服。

［主治］老年阴道炎，湿热证阴痒。症见阴部瘙痒疼痛，时出黄水，小便黄赤淋漓，白带量多色淡，脉滑而数。

验案：杨某某，女，74岁，莱阳某校退休教师，2005年10月2日来诊。患阴道瘙痒半年多，多方治疗未愈。曾患有糖尿病、高血压、冠心病等，身体较弱，面色暗，舌苔微黄腻，舌质赤，脉弦数无力，伴见头晕手足心热，饮食二便尚可。诊为肾阴虚阳盛，湿热下注，治宜滋肾，清湿热以止痒。用上方连服12剂痊愈。

2. 龙胆泻肝汤加减的运用（《太平惠民和剂局方》）

［药物］龙胆草9g，黄芩9g，栀子9g，泽泻9g，木通12g，车前子12g，白芍12g，生地黄15g，生甘草5g。

［用法］水煎服，每日1剂，早晚分2次服。

［主治］肝热证阴痒，症见阴道内外瘙痒难忍，坐卧不宁，烦躁易怒，大便不畅，小便短赤，脉弦细而数。

［外用方］蛇床子30g，龙胆草15g，苦参30g，黄柏9g，煅白矾6g。用水煎汤，盛痰盂或盆内，令患者坐上蒸之，俟稍冷后利用布蘸水洗外阴部，每剂可反复煮用4～5次。

3. 土单验方的运用

（1）治阴部痒痛方：蛇床子30g，苦参30g，煅白矾10g，百部10g，川椒9g，杏仁9g，煎水熏洗局部，每日2次，每次20～30分钟。

（2）治阴部湿疹、瘙痒、滴虫、白带多方：蛇床子50g，地肤子50g，苦参15g，百部15g，花椒9g，土茯苓30g。

［用法］将上药放适量水中煎煮，然后倒脸盆中先熏洗后坐浴，每日2次，每次20～30分钟。

（3）治阴痒湿热，白带多色黄如泡沫方：车前子30g，茵陈15g，水煎汁每日2次口服；外用白鲜皮60g，地肤子60g，蛇床子30g，煎水熏洗坐浴。

（4）治偏热性瘙痒方：淫羊藿20g，紫草12g，石膏30g，青黛6g，冰片2g，知母10g，元参10g。煎水外用先熏后洗，3剂即愈。

三、阴道灼痛

阴道灼痛，可由妇科多种病因引起。可用下述经验方试治之。

验方

1. 内服方的运用（经验方）

［药物］赤芍9g，白芍9g，当归12g，生地黄15g，元参15g，香附9g，丹参12g，乌药9g，金银花15g，蒲公英30g，紫花地丁15g，冬瓜子15g，甘草6g。

［用法］水煎服，每日1剂，早晚分2次服。

［主治］阴道灼痛，少腹痛，下焦炎症等。

2. 外洗方的运用

（1）药物：牛膝30g，酒煎服。外用青盐30g炒热，敷患处热熨之，治阴道灼痛。

（2）药物：地骨皮（枸杞根）30g，煎水熏洗，每天早晚各1次，7天为1疗程。治阴肿或阴部生疮。

四、阴道滴虫

阴道滴虫，是指由阴道毛滴虫所引起的常见阴道炎症。临床上以白带增多、质稀有泡沫、秽臭，阴道瘙痒为主要特征。多由感染阴道毛滴虫，体质素虚和自身卫生不洁，继发细菌感染所致。

验方

1. 方一

［药物］苦参50g，蛇床子50g，苦楝皮50g。

［用法］煎水熏洗。上药加水适量，煎沸后加猪苦胆汁1个，先熏后洗，1剂连用3天。

2. 方二

［药物］苦参9g，蛇床子9g，当归尾9g，威灵仙9g。

［用法］煎水熏洗。水煎沸后加猪胆汁1个，趁热熏洗患处，每天早晚各洗1次，3～5次即愈。

3. 方三

［药物］雄黄30g，生杏仁15g，肉桂12g，明矾6g，煅白矾6g，冰片0.3g。

［用法］共为细末，用纱布包药6g或以消毒纱布蘸药0.3g，临睡前纳入阴道，早上起床时取出即可。

［主治］阴道滴虫病。

五、外阴白斑

外阴白斑，古无记载，一般是指外阴局部出现白色病变，皮肤干燥、肥厚、无弹性，阴部瘙痒等症。但必须与白癜风症（局部皮肤变白但无其他症状）相鉴别。治疗多以内外兼治为主。

（一）验方

1. 内服方的运用（经验方）

［药物］生地黄15g，当归10g，牡丹皮10g，黄芩9g，赤芍15g，白芍15g，牛膝15g，鸡血藤15g，地骨皮20g，元参9g，威灵仙10g，栀子9g，甘草6g，连翘10g，荷叶15g，薏苡仁30g，海桐皮10g，川芎6g，白芷6g，丝瓜络6g，续断15g，黑豆30g。

［用法］水煎服，每日1剂，早晚分2次服。

2. 外洗方的运用

（1）药物：何首乌30g，生地黄30g，当归30g，赤芍30g，苦参30g，蛇床子30g，百部30g。

［用法］纱布包好药，用800～1000ml水浸泡后，煎煮20分钟后停火，加雄黄6g，冰片6g，5分钟后捞出纱布包（用水泡，可再用2次），将药汁倒入盆内，熏洗患处15～20分钟，每日1剂，每日洗2次，一般用药14剂后可获显效。

（2）药物：淫羊藿15g，川椒12g，蛇床子15g，荆芥12g，苦参15g，黄柏12g，紫草15g，防风12g，水煎熏洗。

如果外阴皮肤粗糙，可加鹿含草15g，土茯苓15g，农吉利15g；若有溃疡，可加苍术12g，白鲜皮12g。

煎洗方法：将上药放在搪瓷盆或铝盆内，加800～1000ml水浸泡1～2小时，再煮沸15分钟，稍凉后熏洗外阴部，最后坐浴。下次可将药再煮沸重用，一般1剂可熏洗4次，每日2次，一般6剂药后患者即感觉瘙痒减轻，白斑逐渐转为正常皮肤颜色。每次熏洗后配合用水杨酸软膏抹患处，止痒保护皮肤，效果更好。重者可用10剂。

（3）白冰汤治白斑：白花蛇舌草60～90g，冰片（水溶）3g，苦参15g，黄柏15g，土荆皮15g，蛇床子15g，花椒9g。

［用法］水煎先熏后洗，每次30分钟，每日2次，每剂药可用2天。若阴部破损去花椒。

［注意］禁忌房事，禁食辛辣，勤洗内裤

六、子宫脱垂

子宫脱垂，亦称“颓疝”“颓葫芦”“阴茄”“茄子疾”等，“颓”即下坠之意。此病多因产后操劳过早（带伤）所致；其病机为带脉不固，中气不足。其症状为子宫脱出阴道外，起立则坠，卧则缩入，腰酸头眩，甚为痛苦。治疗一般多用补中益气汤加丹参、枳壳、杜仲、续断等。

验方

1. 提胞汤的运用（经验方）

［药物］生枳壳15g，生枳实15g，生白术15g，生苍术15g，生牡蛎15g。

［用法］水煎服。如体质虚弱，可适当加入黄芪、党参、枸杞子、当归、

炙甘草等药，有时可酌用升麻。

［主治］子宫下垂。

2. 提宫丸的运用（经验方）

［药物］制川乌30g，制草乌30g，白及60g。

［用法］将上药共为细末，每次用1.2g，盛绢制小袋内（袋如小指粗）用线扎口，塞阴道后穹窿部，每日1次，留药时间酌情而定，最短3小时，一般6～8小时取出。

经期、孕期、哺乳期忌用。

［主治］子宫下垂。

3. 补中益气汤加味的运用（《脾胃论》）

［药物］人参3g，黄芪9g，甘草4.5g，升麻3g，柴胡3g，白术9g，当归6g，陈皮3g，加五倍子6g，五味子6g，龙骨9g，牡蛎6g，乌梅6g。

［用法］加姜3片，大枣3个，水煎服。

［主治］阴挺。

4. 土单验方的运用

（1）治子宫脱垂验方：益母草30g，黄芪50g，升麻9g，枳壳12g，水煎服，连服50剂。外用枳壳30g，益母草30g，水煎熏洗。

（2）茄子蒂7个，水煎服。每日1剂，分早晚2次服。

（3）黄芪50g，益母草9g，升麻6g，水煎服。

（4）乌梅12g，石榴9g，仙鹤草50g，煎水熏洗，每日2次。

（5）枳壳30g，水煎服。每日1剂，分早晚2次服。

七、子宫发育不良

子宫发育不良的病机主要是肾气亏虚，精血不足，胞宫失养所致。多采用具有滋肾壮阳、生血益气、调和脏腑等功用的中药治疗，能促进子宫的发育。

验方

1. 滋肾育宫汤的运用（自创方）

［药物］熟地黄15g，当归15g，枸杞15g，炒杜仲15g，白术15g，巴戟

天12g，肉苁蓉12g，山萸肉12g，炒韭子12g，仙茅12g，淫羊藿10g，肉桂10g，蛇床子6g，制附片6g。

[用法]水煎温服，每日1剂。连服2个月后改为每月服6~9剂，半年为1疗程（经期停用）。

[加减]经血量少及颜色淡者，加紫河车12g，鹿角胶（烊化）9g，情绪不畅者，加柴胡、香附、郁金各12g。

【按语】临床观察结果，20~30岁的育龄妇女，坚持用1.5~2个疗程可见效。

2. 治幼稚子宫方的运用（于鹄忱方）

[药物]紫石英40g，鹿角胶（烊化）20g，淫羊藿15g，熟地黄15g，金樱子15g，肉苁蓉15g，肉桂2g，黄芪15g，炒白术15g，菟丝子20g，巴戟天10g。

[用法]水煎服，每日1剂，连服4个月。服20剂时性欲如正常人。

【按语】此病是由于先天不足，精气两亏，冲任不充，则胞宫萎小，子宫约小枣大。

八、卵巢囊肿

卵巢囊肿为西医学名称，中医学无此病名，查之妇科书中，当属于“血证”范畴。由于瘀血停留，凝结腹中，日久成疾，为有质有形之块状物，故治宜采取“破血、消积、通络、化瘀”之法。

验方

1. 山甲黄腊丸的运用（经验方）

[药物]穿山甲50g，黄蜡50g，麝香0.5g。

[用法]穿山甲炙至松脆研为细末，再用黄蜡溶化调和为丸梧桐子大，日2次，早晚服，每次3g，开水送下。配药时可加入麝香0.5%，则疗效更佳，服至以愈为度。

[主治]卵巢囊肿。

2. 加味阳和汤的运用（自创方）

［药物］熟地黄30g，鹿角胶9g，肉桂3g，白芥子6g，麻黄1.5g，生甘草3g，炮姜1.5g，当归12g，菟丝子12g，桃仁9g，三棱9g，莪术9g，海藻12g，陈皮9g，夏枯草15g，乳香9g，没药9g。

［用法］水煎服。每日2次，每次50g，连服10天为1疗程，连服4个疗程。月经停后改服生化汤加减。

［功效］温阳补肾，化痰软坚，散结消癥。

［主治］卵巢囊肿。

3. 经验方

［药物］桂枝9g，白芍30g，甘草6g，炒延胡索12g，小茴香6g，当归15g，香附10g，乌药10g，五灵脂15g，蒲黄15g，炮姜3g，牡丹皮9g，莪术9g。配加白芥子6g，皂角刺6g，炮山甲6g，龟甲12g，鳖甲12g。

［用法］水煎服，每日1剂，早晚分2次服。

［功效］温经、祛寒、行气、活血。

［主治］卵巢囊肿。

九、子宫癌

验方

1. 神农丸

［药物］炙马钱子150g，甘草15g，为末，用糯米浆糊为丸，梧桐子大，每天服1g左右，晚临睡时服之。

注：（1）服药后有时全身发痒，四肢哆嗦，此为药力所致；（2）忌食荤腥，忌吗啡剂等；（3）如出现抽筋现象，可减少药量，或用生绿豆以解之。

［外用］蜀羊泉、生地榆各30g，煎汤熏洗之。

2. 抗癌片（治早期宫颈癌有效）

［处方］黄芪45g，当归18g，三棱18g，莪术18g，知母18g，桃仁18g，鸡内金15g，穿山甲15g，党参15g，香附12g，水蛭30g。

［用法］上药全用生药，研成细末，压成片，每片1.5g，每服3～6g，1

日2次或服12g，随体质强弱而定。

十、子宫颈糜烂

子宫颈糜烂，引起原因虽多，不外细菌感染、外邪侵入、个人卫生不洁所引起，临床并不少见。治疗方法颇多，现介绍几则如下：

1. 宫头丸的运用（经验方）

［药物］乳香9g，没药9g，硼砂10g，硇砂10g，血竭6g，雄黄9g，冰片1g，儿茶10g，麝香1g，蛇床子5g，铅丹48g，白矾57g，钟乳石13g。

［用法］作成药丸，每丸3g，用时先用浓度是1/1000的高锰酸钾水溶液洗净患处，然后把药丸压成扁平状，贴在宫颈上以棉球塞住，以免掉出，24小时后，自行取出，每周1次。

［主治］治宫头糜烂。

2. 下治丸的运用（经验方）

［药物］雄黄9g，大青叶9g，煅白矾9g，共为细末。

［用法］大枣肉和药末捣烂，作药丸5个。用消毒纱布包1丸，放阴道内每日换1丸。

［主治］子宫颈糜烂，阴道滴虫。

3. 内服验方的运用（经验方）

（1）金银花30g，元参30g，牛膝30g，当归9g，黄芪30g，琥珀（冲服）6g，水煎服。

（2）黄柏9g，苍术15g，白头翁30g，蒲公英30g，金银花30g，黄芩9g，滑石30g，甘草9g，水煎服。

4. 外洗验方的运用（经验方）

（1）［药物］乳香3g，蛇床子1.5g，硼砂5g，儿茶 5 g，雄黄1g，冰片1g，炉甘石1.2g，铅丹9g。

［用法］共为极细末，用细纱布包成5个小包，每次放入阴道1个小包，1天1换，连用5天。

（2）［药物］海螵蛸30g，冰片3g，研为细粉，晚上临睡前用带线棉球粘药面放宫颈口处，早取出，每日1次，连用5日。

［主治］子宫颈糜烂。

十一、妇人气郁

柴胡抑肝汤的运用(《医学入门》方)

［药物］柴胡8g，赤芍5g，牡丹皮5g，青皮6g，连翘1.5g，生地黄1.5g，地骨皮3g，香附3g，苍术3g，栀子3g，川芎2g，神曲3g，甘草3g。

［用法］水煎服。每日1剂，早晚分2次服。

［主治］妇人寒热如疟，脉弦长气郁。

十二、小便异常

妇女因长期过忍小便或强忍房事，常引起小便不利。当治其气则愈，非利小便药可通也。

［药物］沉香9g，木香9g。

［用法］共为细末，开水送服，每日3次，每次3g，空腹时服，服之以小便通顺为度。

［主治］妇人小便异常。

十三、黄褐斑

黄褐斑是面部色素沉着性皮肤病，因斑片以鼻部为中心，对称地分布于颜面皮肤，形似蝴蝶，所以，也称蝴蝶斑。古称“皯暗”“黑皯”“肝斑”等。

导致黄褐斑的原因，西医学认为多与内分泌失调有关。中医学认为或与肾虚有关，或与肝脾不和而致气血不能荣润于面有关等。然而笔者临床所见多是30～40岁的中年妇女，常见乳胀、痛经、月经不调、心烦意乱等肝郁气滞血瘀症状，正是“无瘀不成斑”。所以，笔者采取“四逆散”（柴胡、枳壳、白芍、甘草）疏肝理气而通滞，用“桃红四物汤”（桃仁、红花、生地黄、当归、赤芍、白芍、川芎）以活血化瘀而祛斑，桔梗载药上行，牛膝引血下行，再加白芷、桑叶以引经，共成一方为“加味血府逐瘀汤”，临症变通，疗效显著。

（一）验方

1. 加味血府逐瘀汤的运用（《医林改错》）

［药物］生地黄30g，当归12g，川芎6g，赤芍15g，白芍15g，桃仁6g，红花6g，柴胡10g，桔梗10g，枳壳10g，牛膝30g，甘草6g，白芷10g，桑叶15g。

［用法］水煎服，每日1剂，早晚分2次服。

［加减］腰痛加菟丝子20g，淫羊藿15g；偏阴虚心烦恶热，手足心热，大便燥，脉细数，舌干红加墨旱莲30g，女贞子30g，知母10g，黄柏6g，地骨皮30g；偏阳虚怯冷神疲，白带稀，脉迟沉，舌淡胖加肉桂9g，巴戟天10g，肉苁蓉10g，鹿角霜10g。

凡额部独见褐斑，为瘀结心经加丹参30g，连翘15g，黄连3g，肉桂3g；左颊独见或偏重加白蒺藜10g，柴胡15g，香附15g；右颊独见或偏重加桑白皮10g，杏仁9g；鼻翼部独见或偏重加苍术10g，白术10g，枳壳10g；下颏独见或偏重加补骨脂10g，炮山甲3g；上唇褐斑为髭，加紫石英30g，土鳖虫6g。

另有因长期服用避孕药导致黄褐斑，临床上尤为多见。应加鹿角霜10g，炙鳖甲10g，龟甲10g，炮山甲3g（冲）；若面部瘙痒夹风者加防风10g，白鲜皮15g；色深且多浊垢夹火加地骨皮15g，生石膏30g；色淡面目虚浮夹寒加吴茱萸5g，肉桂5g；斑块累累疙瘩夹痰者，加白芥子10g，白附子10g；褐斑垢腻夹湿者加薏苡仁30g，苍术10g。

2. 逍遥散加减的运用（《太平惠民和剂局方》）

［药物］柴胡15g，当归24g，白芍15g，茯苓15g，白芷15g，香附15g，丹参50g，薄荷9g，陈皮9g，车前子15g，桑叶9g。

［用法］水煎服，每日1剂，早晚分2次服。

［主治］妇女面部色素沉着。

3. 治雀斑经验方的运用

［药物］丹参30g，浮萍30g，鸡血藤30g，生地黄20g，连翘15g，红花10g，川芎10g，荆芥10g，生甘草10g。

［用法］水煎服，每日1剂，早晚分服。6～18剂可愈。

［功效］解肝郁，清肺热，活血祛风。

［主治］雀斑，多由肝郁血虚或由肺热郁于脉络，加之风邪外袭，风血相搏，血液郁滞而成。

（二）验案摘要

案1　史某，女，34岁，教师。1999年12月来诊。症见面部色素沉着，鼻部两侧加重，患病3年，曾服多种方药未效，故来就诊。月经量多色红有块，经前乳房胀痛，伴见烦躁不安，头痛头晕，舌暗苔微黄，脉弦。辨证为气滞血瘀，治用血府逐瘀汤加味：生地黄30g，当归10g，赤芍20g，白芍20g，川芎8g，桃仁6g，红花6g，枳壳9g，桔梗9g，柴胡9g，甘草6g，白芷9g，桑叶15g，牡丹皮9g，栀子9g，水煎服，连服40剂痊愈。

案2　刘某，女，35岁，会计。2000年5月来诊。患黄褐斑已经4年有余，经内外各种方法治疗无效。检查面部色素沉着，浅淡暗黑，上下唇褐斑独重，惟月经量少色黑有块，腰痛，乳房胀痛，饮食尚可，大便稀，怕冷。辨证为肾阳不振，肝郁血滞，治以疏肝活血，温肾化瘀。方用血府逐瘀汤与二仙汤加味：熟地黄30g，当归10g，赤芍30g，白芍30g，甘草6g，川芎6g，桃仁6g，牛膝30g，桔梗9g，柴胡10g，枳壳9g，红花6g，淫羊藿15g，仙茅6g，补骨脂10g，桑白皮9g，土鳖虫3g，紫石英30g，炮山甲3g（冲），水煎服，连服42剂痊愈。

十四、痤疮

痤疮，俗称“粉刺”，是一种常见于青年人且比较难治的炎症性皮肤病。古文献记载，导致本病主要由肺经风热、肠胃湿热、肝郁化热蕴郁肌肤而成。经云“郁乃痤”即谓此。

导致本病的原因有很多，有的因化妆品选择不当，刺激皮肤而引发热郁，有的因饮食不洁、油甘过盛而易蕴湿邪，有的因情志不畅而肝郁化火等所引起。病因虽多，但总不越湿、热、火（毒）、瘀，阻于面部皮肤而成。因面部为阳明经所属，《针灸大成》记载“诸阳皆会于面，经络所属胃脉起于鼻，交頞中，入齿中循口环唇，循颊车，上耳前过客主人穴，故人面阳明之所属也。”所以，面部疾患多与足阳明胃经关系密切。因而在治疗上采取治足阳明胃经为主，针对病因用药。

（一）验方

1. 痤疮净的运用（自创方）

［药物］牡丹皮10g，薏苡仁30g，苍术9g，山楂10g，连翘15g，浙贝母10g。

［用法］水煎服，每日1剂，早晚分2次服。

［方义］用薏苡仁、苍术以除肠胃湿热，牡丹皮清热凉血，连翘泻火解毒，山楂活血散瘀，浙贝母化痰散结，使其达到凉血清热，祛湿解毒，活血散结的作用。临床随症变通，疗效确切。

［加减］肺热咳嗽，加生枇杷叶10g，天花粉10g，黄芩9g；肠胃湿热、大便干、口臭，加大黄9g，白芷9g；肝郁化火、口苦心烦，加栀子10g，黄芩9g；月经前加重伴见乳胀，加青皮9g，陈皮9g，香附15g；丘疹型加忍冬藤30g，土茯苓30g，赤芍15g；热毒盛或感染脓疮型，加五味消毒饮（金银花30g，连翘15g，蒲公英15g，紫花地丁10g，天葵子10g），加白花蛇舌草30g（具有清热解毒，活血止痛、消肿驱邪外出的功能，并能减少皮脂腺的分泌），白芷9g，皂角刺9g，蜈蚣1条；囊肿结节（硬）型加夏枯草30g，草河车15g，凌霄花9g，益母草30g；久治不愈，瘢痕疙瘩加三棱9g，莪术9g，丹参20g，天葵子10g；聚合型加桃仁6g，益母草20g，僵蚕9g；痒甚加荆芥9g，防风9g；血热甚舌赤，加生地黄30g，牡丹皮10g，赤芍15g；粉刺硬结加生牡蛎30g。

［禁忌］辛辣海腥等物。

2. 土单验方的运用

［药物］紫草、大黄各等份，为末，凉水调搽患处。

（二）验案摘要

案1　宋某，女，20岁，职工。2001年11月来诊。在16岁时面部出现粉刺，外擦药膏加重，后又服泻毒丸不效。症见面部粉刺叠起有脓头、有斑痕，满面油腻，月经量多有块，经前烦躁，平日黄带多，辨证为湿热内阻，热毒郁结，方用痤疮净与五味消毒饮加味：薏苡仁60g，牡丹皮10g，连翘18g，金银花30g，苍术9g，山楂15g，浙贝母9g，蒲公英30g，紫花地丁15g，天葵子15g，白花蛇舌草30g，白芷10g，生龙骨30g，生牡蛎30g，蜈蚣1条为末，水煎服，连服30剂愈。

案2 周某，女，20岁，学生。2003年11月来诊。患痤疮3年余，多方求治未愈。症见满脸丘疹色红有白脓疱，每食辛辣上火即加重，伴见口臭大便秘结，黄带多，脉滑数，苔黄腻。辨证为热郁阳明，治用痤疮净以泻胃热。

［处方］薏苡仁60g，白芷9g，大黄9g，忍冬藤15g，浙贝母15g，牡丹皮9g，连翘15g，土茯苓15g，蒲公英30g，天葵子10g，白花蛇舌草30g，栀子9g，水煎，连服30剂而愈。

注：妇女经前加重用上方加知母9g，黄柏9g，益母草30g，栀子9g。如果青年患痤疮亦可考虑运用。

十五、肥胖症

验方

1. 加味苓桂术甘汤的运用

［药物］茯苓50g，桂枝12g，白术15g，通草6g，益母草30g，生姜3片，大枣5个，水煎服。

［用法］水煎服，每日1剂，早晚分2次服。

［主治］妇女肥胖症（阳虚水滞型）。

2. 土单验方的运用

［药物］山楂10g，金银花10g，菊花10g。

［用法］水煎服，代茶饮。

［主治］适用于中老年妇女肥胖症，有高血压、高血脂者效。

十六、少女花癫

年轻未婚女子，思春妄言，无羞耻之心，俗称“花癫”。乃因阴盛思男子不可得也。

［药物］柴胡9g，当归9g，麦冬12g，白芥子9g，白芍12g，栀子9g，元参9g，石菖蒲9g，甘草3g。

［用法］水煎服。不肯服则灌之，服后必倦。

［主治］花癫之女。

十七、吊阴症

症见两条筋从阴部吊起至乳上，疼痛难忍，俗称“吊阴症”。《中医词典》解释：“阴部疼痛牵引至乳上者。罕见病症。”亦有解释为：“自觉从阴部向上到两乳如有两条筋抽疼难忍。”《增广灵验验方新编》上册称：“吊阴痛不可忍，此症两条筋从阴部吊起至乳上疼痛，身上发热，宜用川楝汤。”

川楝汤的运用（经验方）

［药物］川楝子9g，猪苓9g，槟榔9g，泽泻9g，木香6g，小茴香6g，白术12g，乌药9g，延胡索9g，大茴香9g，乳香9g，麻黄9g，生姜3片，葱白（代须）3根。

［用法］水煎服，服后发汗，5剂即愈。

［主治］吊阴症，痛不可忍。

十八、性交诸症

性交诸症，古籍少有记载，当属奇病怪病。该证治多从肝，以其厥阴之脉循阴器而抵小腹，其支环绕口唇之故。又冲为血海，任主胞胎，冲任与肝脉相连，肝郁血虚复加房事，更竭其阴。刚而不柔，筋失所养，最易诱发此病。故每于相交，则环循厥阴经脉诸症峰起。临床应恪守“肝为刚脏，非柔不去”之证治要则，从而辨证施治。

验方

1. 解郁养血汤的运用（经验方）

［药物］当归15g，炒白芍15g，柴胡9g，薄荷9g，夏枯草15g，白菊花12g，炒苍耳子9g，粉甘草7g。

［用法］水煎服。加清水700ml，浸泡1～2小时，武火煎取150ml，剩渣再加水500ml，煎熬取汁150ml，两次药汁混匀饭前1小时温服，早晚分2次服。

［主治］交媾诸患。如交媾口噤、阴部抽搐或欲胀麻木等症。

［加减］性交时肢软似瘫，神志昏糊加柏子仁12g，远志10g；或性交后手足心奇痒难忍加地肤子30g，红花12g；或性交时阴部热辣轻微颤抖加女贞子15g，墨旱莲15g；或性交时阴部疼痛加净萸肉20g，龟鹿二仙胶10g（烊化）；或性交后心神不宁，坐卧不定加炒栀子10g，豆豉9g。

2. 滋阴益血汤的运用（经验方）

［药物］肉苁蓉15g，熟地黄30g，制首乌30g，当归15g，炒白芍15g，柴胡9g，薄荷9g，夏枯草15g，白菊花12g，炒苍耳子9g，粉甘草7g。

［用法］水煎服，每日1剂，早晚分2次服。

［主治］性欲低下，阴道感觉干燥无性欲。

［加减］子宫发育不良及人流术后经闭加紫河车15g，小茴香6g；血瘀加泽兰9g，桃仁9g；肥胖加白术9g，法半夏9g，茯苓9g。

［验方］制首乌30g，肉苁蓉15g，熟地黄30g，龟甲9g，水煎服。治阴道感觉干燥，无性欲。

3. 解郁止血汤的运用（经验方）

［药物］茜草30g，乌贼骨30g，刘寄奴30g，赤小豆30g（或加龟甲10g），当归15g，炒白芍15g，柴胡9g，薄荷9g，夏枯草15g，白菊花12g，炒苍耳子9g，粉甘草7g。

［用法］水煎服，每日1剂，早晚分2次服。

［主治］性交时阴道出血。同时对患宫颈炎、术后痛经或患崩漏不止，伴见赤白带，症见苔黄质赤暗者，均效。曾治愈1女，40岁，患崩漏不止，伴见赤白带，服5剂即愈。

［验方］生蒲黄9g，五灵脂9g，共为细末，每服9g，用元酒冲服。

十九、妇人臂膀痛不能举（受风寒）

［药物］黄芪30g，木瓜9g，当归6g，枳壳6g，姜黄9g，赤芍6g，桂枝9g，防风6g，川羌6g，甘草3g，水煎服。

医 话

第一节 论热入血室的证治

热入血室，常于妇女患热性病期间发生。因易疏忽误治，当代妇科书籍也少诊治，故特提出研究，以备临床应用。

一、热入血室证治的起源

热入血室证，首见于张仲景所著的《伤寒论》和《金匮要略》。在《伤寒论》中有四条论及此证。如143条：妇人中风，发热恶寒，经水适来，得之七八日，热除而脉迟身凉，胸胁下满，如结胸状，谵语者，此为热入血室也，当刺期门，随其实而取之。144条：妇人中风，七八日续得寒热，发作有时，经水适断者，此为热入血室，其血必结，故使如疟状，发作有时，小柴胡汤主之。145条：妇人伤寒，发热，经水适来，昼日明了，暮则谵语，如见鬼状者，此为热入血室。无犯胃气及上二焦，必自愈。216条：阳明病，下血谵语者，此为热入血室。但头汗出者，刺期门，随其实而泻之，濈然汗出则愈。《金匮要略·妇人杂病脉证并治》第一、二、三、四节的内容与上列4条基本相同。通观二书中的原文，均提及了妇人中风、伤寒、经水适来或适断。对症状主要阐述了三如症（如结胸状、如疟状、如见鬼状），治疗上据证立出三法。综上所述，妇人在患外感病期间月经来潮，或月经适断，邪热侵犯血室或影响血室而引起的证候，即称为热入血室。

另外，就临床所见，妇人患此证者，并非尽是外感病所致，尚可由其他原因引发。正如《金匮要略·妇人杂病脉证并治》第十三节云："妇人少腹满如敦状，小便微难而不渴，生后者，此为水与血并结在血室也，大黄甘遂汤主之。"这类患者较少见，但亦当注意。

二、对血室的认识

历来医家对血室的见解，颇不一致。但总不外三种认识：一种如成无已、方有执等认为是冲脉，冲主血海，以“女子二七天癸至，太冲脉盛，月事以时下”为其理论依据；一种如柯韵伯等认为是肝脏，以“肝为藏血之脏，尤以多见肝经证”为其理论根据；一种如张景岳等认为是子宫，多言及妇女，兼与月经有关。这三种认识虽各有其理由，但将血室视为某一个实质性脏器，就有局限性，应综合认识。

根据本人临床体会“血室”的含义，当围绕着妇女月经生理来理解。因为热入血室之证，多与月经有关。月经之排出是由胞宫所主。经血的来源，大部由冲脉供给，故冲脉为妇女生养之本。冲脉起于胞中至胸中而散为经络之海，故有血海之称。经血之调节主要由肝脏所主，肝脉入阴中过阴器（环绕胞宫）抵小腹而上贯膈布胁……又肝主藏血，为女子之先天。因此，所谓“血室”，当以胞宫为主体，并包括与其连属的冲脉以及肝脏之功能，而不能局限为血室即子宫。

三、热入血室的证治

热入血室，从病因上看，多是妇女正值月经来潮或月经将净时感受风寒或风热之邪所致。也可在产后气血大虚之际，血海空虚，外邪余热乘虚而入，与气相争，搏结于血室而发病。从临床症状来看，除了《伤寒论》和《金匮要略》所描述的（暂称为典型证）以外，尚可见到不典型者。如热入血室后，可见热入血分，迫血妄行，经血淋漓不断，或血崩等。也可表现为经后或产后，胞宫空虚，热邪内结，不得外解，而出现瘀阻胞宫的异常现象。

在治疗上《伤寒论》与《金匮要略》条文中所说大致相同。主张除针刺期门外，可用小柴胡汤治疗。清初温病学派叶天士在《外感温热篇》提出：“如经水适来适断，邪将陷血室，少阳伤寒，言之详悉，不必多赘。但数动与正伤寒不同，仲景立小柴胡汤，提出所陷热邪，人参、大枣扶胃气，以冲脉隶属阳明也，此与虚者为合治。若热邪陷入，与血相搏者，当以陶氏小柴胡汤去人参、大枣，加生地黄、桃仁、楂肉、牡丹皮或犀角等。若本经血结自甚，必少腹满疼，轻者刺期门，重者小柴胡去甘药加延胡、归尾、桃仁，夹寒加肉桂心，气滞者加香附、陈皮、枳壳等。然热陷血室之证，多有谵语如狂之象，防是阳明胃实，当辨之。血结者身体必重，非若阳明之轻旋捷者。何以故耶？阴主重浊，经脉被阻，侧旁气痹，连胸背皆拘束不遂，故祛邪通经，正合其病，往往延久。上逆心包，胸中痛，即陶氏所谓血结胸也。王海藏出一桂枝红花汤加海蛤、桃仁，原是表里上下一齐尽解之理，看此方大有巧手，故录之以备学者之用。”至清末，王孟英又提出：“温邪热入血室有三证：如经水适来，因热邪陷入而搏结不行者，此宜破其血结；若经水适断，而邪乃乘血舍之空虚以袭之者，宜养营以清热；其邪热传其营，逼血妄行，致经未当期而至者，宜清热以安营。”叶、王二氏，对“热入血室”辨证论治的经验，均很宝贵，是对《伤寒论》证治的进一步发展，颇为后人效法。

就余临床所见“热入血室”患者，多为小柴胡汤证，故认为小柴胡汤为治疗“热入血室”的基本方。但必须以辨证为前提，要据证灵活加减运用，一般说来，若为经水初来，风寒外感，寒邪化热入里，热入血室，经水被截而适断。患者开始出现恶寒发热，继则往来寒热如疟状或如见鬼状，昼日明了，暮则谵语，其证轻而正虚者，可用小柴胡汤原方加生地黄、桃仁，热去则经水续来，按期而到。若兼有腹痛或下血块者，是为瘀血内阻，可加益母草、当归、泽兰、红花等，以活血调经，疏导化瘀。若热邪较重，迫血妄行，月经淋漓不止，或崩中下血，延期不断者，需加清热凉血的药物，如生地黄、牡丹皮、地骨皮等，如热盛舌绛，亦可用犀角地黄汤加减。如热邪较重，血被热截，阻于胞宫，出现口干、烦躁、大便秘结者，则可用桃核承气汤加减。另外，若见产后血海空虚，感受外邪，热邪内结，阻于胞宫的虚证，则当重视血虚血瘀的特点，辨证施治。

四、验案摘要

案1　姜某，女，20岁，农民，乳山市人。于1964年2月因头痛发热恶寒3天而就诊。病人曾被本村赤脚医生诊为感冒，服复方乙酰水杨酸片而愈。而后出现昼日明了，暮则谵语，如见鬼状，询及感冒时，正值月经来潮，经停即见上证。脉弦细，舌苔薄白，诊为热入血室之证，予以小柴胡汤加生地黄、桃仁治之。

[处方] 柴胡9g，黄芩9g，半夏9g，党参9g，甘草6g，生地黄12g，桃仁9g，生姜3片，大枣3枚，水煎温服。2剂病瘥，经水按期而至。

案2　曲某，女，38岁，干部。因月经来潮，房事未节，出现昼日明了，暮则谵语，如见鬼状。1971年6月邀诊，查脉弦细稍数，舌苔微黄，诊为热入血室，用小柴胡汤加味。

［处方］柴胡9g，黄芩9g，半夏9g，党参9g，甘草9g，金银花15g，红花9g，水煎服，3剂即告愈。

案3 倪某，女，29岁，农民。1973年10月就诊。主症为产后恶心吐饭，神志不清。询及有产前感冒，产后恶露不下，谵语，小腹满如敦状、小便自利，查脉弦、舌苔薄白，体温38℃，诊为热入血室，投小柴胡汤加红花、苏木、益母草治之，2剂诸症悉除。惟小腹尚有包块如鸡蛋大，又服膈下逐瘀汤2剂告愈。

案4 王某，女，30岁，农民。1974年12月邀诊。自述产后因生气恶露不下，继则发现小腹高起如敦，按之硬而不痛，饮食二便均正常。曾邀赤脚医生及西医诊查，均未确诊，服药无效。余诊之脉弦涩，舌质暗，即认为气滞血瘀，结于血室。投膈下逐瘀汤原方3剂，药后小腹硬块消去大半，遵效不更方之义，又进原方3剂，病除而愈。

案5 于某，女，27岁，农民。1978年11月就诊。自述产后15天患感冒，发热、恶寒、无汗、鼻流清涕、头痛、全身酸痛、口渴、不欲食、大小便正常、恶露未止、小腹时痛，伴有昏睡谵语，脉弦虚大无力，舌质淡苔黄。据产后血虚血瘀的特点，感受风寒，势必化热，热入血室，故应随证而治。

［处方］黄芪20g，当归9g，川芎3g，桃仁3g，炮姜3g，荆芥6g，豆豉6g，葱白3棵，甘草6g，水煎温服。服药2剂，其病即瘥。

案6 刘某，女，39岁，农民。1999年4月初诊。每于经期前，烦躁不安，喜悲伤欲哭，头晕目眩，欲呕，口苦咽干，胸胁苦闷，默默不欲饮食。月经干净后，病即见愈。惟觉头昏无力、恶心、健忘、时有失眠、多梦、郁闷不乐。伴见黄带，脉弦细，苔薄黄。经精神病医院诊为周期性精神病，已患病7年有余，屡治不效，故来就诊。诊为热入血室，心神不安（抑郁证）。

［处方］小麦30g，大枣10g，炙甘草20g，百合30g，柴胡10g，黄芩10g，党参30g，半夏10g，远志10g，石菖蒲10g，生龙骨30g，生牡蛎30g，山药30g，龟甲15g（冲），土茯苓30g，莲子30g，木灵芝20g。连服15剂，病即告愈。为巩固疗效，继服15剂，再未发作。

【按语】临床所见“热入血室”一证，常没有《伤寒论》与《金匮要略》中所记载那样典型，症症俱备。上述案1、案2，均未月经适来，症见昼日明了，暮则谵语，如见鬼状，为热入血室之典型者，故均用小柴胡汤获效。小柴胡汤的作用，是扶正达邪，和解少阳。案1系经来适断，血被热截，故加生地黄、桃仁以凉血破血，邪去则经行如常。案2系经行房事未节，致感染成疾，故加金银花、红花以解毒调经，使其瘀毒速去，不留后患。案3、4、5均系产后所致，案3因产前感冒导致神志不清，兼见小腹如敦，是为热入血室，瘀血内结，故首先投小柴胡汤加祛瘀之品，药后独见小腹如敦，故单用膈下逐瘀汤告愈。案4独见小腹如敦，故仅以膈下逐瘀汤治之，即收捷效。案5系产后感受风寒，邪乘血室空虚而入，因新感日浅，恶露未止，故以扶正为主，佐以解表祛瘀之品，而诸症痊愈。案6系每逢月经期间发病，屡治不效，因而从证考虑为热入血室范畴，故以小柴胡汤、甘麦大枣汤、孔圣枕中丹三方治之而愈。

第二节　论妇科肝病证治

盖妇人以血为主，肝为血脏，与冲脉的血海相关，肝经气血不能舒畅，能影响冲任，引起经、带、胎、产诸疾。故有肝为女子先天之说，即指其关系到女子发育与生殖功能。妇科肝病，可分为虚、实二类。

（一）实证

1. 肝气郁结

（1）经来胸闷乳胀腹疼：本证多由于精神刺激，以致肝气横逆，引起胸胁闷胀，乳部作胀（每于经前3～4天发生，严重者10～15天），小腹满胀，于经来后2～3天能自行消失，下次经前又有规律性发作，常会导致不孕。应于经前作胀时治疗，方宜“疏肝汤”。

［处方］制香附、广郁金、合欢皮、焦白术、路路通、炒枳壳、炒乌药、赤芍。

经前服3～4剂，连续服3～4个月，至愈为止。

［加味］乳部结块作痛加王不留行、川楝子、橘叶（核）。

［方义］香附、郁金、合欢皮理气解郁；白术、枳壳行气健脾；路路通疏通肝经气滞；乌药消胀止痛；赤芍活血行滞；王不留行、川楝子消肿散结。

（2）经水不调：时受精神刺激，肝郁气乱，气血不能舒畅，影响冲任。症见月经忽前忽后，经量时多时少，色时红时淡，情绪不佳，胸胁闷胀，食欲不振，舌质红苔白，脉象细弦，乃肝郁血虚，脾运失健。治当舒泄气郁，养血健脾，方宜“逍遥散”。

［处方］柴胡、当归、白芍、白术、茯苓、炙甘草、煨姜、薄荷，加合欢皮。

［加减］若气郁而化热，潮热心烦，经水超前，舌红苔黄者，加牡丹皮、焦栀子（血虚月经超前，产后乳汁自出属郁者）；若肝郁火旺而引起血崩，治以平肝开郁止血汤，逍遥散去茯苓，加生地黄、牡丹皮、三七、黑芥穗；血虚甚月经由不定期而致经闭者可加熟地黄（黑逍遥散）；如肝郁夹有湿热下注的青带，用逍遥散去当归、白术，加茵陈、栀子、陈皮。

［方义］当归、白芍养血以柔肝体；白术、茯苓、甘草健脾和中；柴胡以疏气郁；煨姜、薄荷同用，辛凉配以辛温，泄木健脾而不伤胃，促进食欲。牡丹皮、栀子清泄郁热。

（3）梅核气：由于肝郁伤脾，脾运不健，水谷之湿生痰，气痰阻凝于喉而起，咽梗气阻，如有炙脔依附喉间，咽不下，吐不出，异常难受，西医检验，并无病灶可见。治宜开郁解结，行气化痰。

［辨治］若兼胸胁不舒，情绪不安，舌苔薄白，脉弦者宜以芳香开郁之品，如香附、广郁金、合欢皮、旋覆花、枇杷叶、仙半夏、小青皮、白蒺藜等，份量宜轻，以舒肝解郁，健脾和胃；若舌质红而喉干，宜养阴滋水之品，如麦冬、石斛、沙参、白芍、生地黄等，酌加1～2味芳香行气药即可，忌用大量香燥药。

（4）脏躁症：由于肝郁日久，气机不利，营血渐耗，难以奉养心神，心火上炎所致。症见舌红少苔，或舌中心光剥并有裂纹，脉象细弦。其临床症状常见如视而不见、听而不闻、记忆力减退、神志不清，或如喜怒无常、时时呵欠、言语增加、性情怪而固执。治宜柔肝养心、安脏润燥，方宜“甘麦大枣汤”（甘草、大枣、淮小麦），加茯神、远志、柏子仁、酸枣仁、炒百合，少佐甘松香、陈皮（0.9g~2.4g），不仅能增强解郁镇静之效，而且使全方润而不腻，养阴兼顾脾阳。

2. 肝阳上亢

肝阴虚则阳易亢，凡有此体质的，每于受孕之后，因血以养胎，木失涵养，引起肝阳亢盛之象，症见头眩心烦，两颧潮红，胁胀胸闷，坐立不安，舌质红或绛，苔薄黄，脉象细弦而数，名曰子烦。治宜泻木清热、育阴潜阳，方用《女科正宗》“竹叶汤”（茯苓、柴胡、麦冬、黄芩、竹叶、白芍、广皮）加生地黄、石斛。本方用白芍、麦冬、生地黄、石斛养阴潜阳；柴胡清泄肝热；竹叶、黄芩泻火安胎；茯苓、陈皮健脾和胃。

3. 肝风上扰

妇人妊娠时期，营血聚养胎元，肝体缺乏润濡，肝阳偏亢，内蕴而化风，风火上扰，引起手足抽搐，甚则昏厥，名曰子痫。治宜养血清肝、潜阳息风为主，方用“养阴息风汤”。

[处方] 钩藤、山羊角、生地黄、鲜金斛、黄芩、茯神、石决明、白芍、炙甘草。钩藤宜用6～8钱，宜后下，以息风清肝；山羊角为替代羚羊角之用，《名医别录》记载山羊角具有息风镇痉之效，用量3～5钱，宜先煎；配以鲜生地黄、鲜金斛、黄芩清肝泄热；白芍、石决明育阴潜阳；甘草缓急培土。

4. 肝气上逆

（1）逆经：肝脏藏血兼与冲脉血海密切相关。木郁火炽，气遂鼓动血液上逆，损伤阳络，引起口鼻出血，而血海空虚，以致经来量少或成经闭，此症名“逆经”。如兼有胁胀心烦，内热口燥，弦脉数，宜顺气降逆，引血下行，用《傅青主女科》“顺经汤”（生地黄、当归、白芍、牡丹皮、沙参、荆芥炭），加墨旱莲、怀牛膝、焦山栀、仙鹤草等药，以平肝降逆，调经和血。其中墨旱莲为必用之品，取其性味甘酸而寒，酸能敛阴止血，寒则清热平肝。一般服1～2剂愈。

（2）乳汁自出：产妇乳汁未经小儿吮吸而自行流出，兼有精神不舒，乳房膨胀，心烦口燥，乃肝热气逆，迫乳外溢，治宜舒肝解郁，清热滋阴，方宜“丹栀逍遥散”。

5. 肝经寒凝

本证发于气冲（气冲部位在腹股沟窝内），在劳倦受寒时发作。该部有块膨起，小腹胀痛，舌苔薄白，脉象沉弦，乃由寒滞肝经所引起。治宜温肝散寒，主以《景岳全书》“暖肝煎”（当归、枸杞、茯苓、小茴香、乌药、沉香、肉桂、生姜）加荔枝核、橘核。兼气虚体弱加服“补中益气丸”，外用花椒炒盐，包于布中，温敷患处，立愈。

（二）虚证

肝阴虚亏

肝体属阴，妇人肝阴虚亏，每致面色不华，经水后期，量少色淡，舌淡少苔，脉象虚细，宜养阴调经，主以四物汤，方中当归、川芎以甘温合辛温，具活血调经之功；白芍、熟地黄以酸寒合甘平，有敛肝补血之能。

当归、川芎合香附、乌药治痛经，首日经来不爽，腹部胀痛时，有行气活血、祛瘀止痛之效。

熟地黄、白芍合白术、陈皮治月经过多或崩漏愈后有头晕、心悸、纳呆、神疲现象时，有养阴补血、健脾醒胃之效。

气滞痛经均以香附、乌药二味为主，香附行气解郁，乌药止痛消胀。《韩氏医通》名此方为“青囊丸”。过去郎中走街串巷，常用此方治妇科百病。

第三节　论妇女肝脾肾三脏之生理与病理

王肯堂指出：“妇人童幼，天癸未行之间，皆属少阴，天癸既行，皆属厥阴，天癸既绝，乃属太阴经也。治胎产之病从厥阴者，是祖气生化之原也。”

（一）生理

青春时期——肾，生长发育时期，肾气旺盛，任、督脉通，太冲脉盛，天癸至，反则病。

中年时期——肝，人事环境影响，情志拂逆，肝气郁结，肝阳亢旺。

老年时期——脾，老年脾虚运化力弱，易致化源不足，气血虚弱。

（二）病理

肾病（发育不全不孕症）经候不调。

肝病（乱经闭经）经水不调（乳胀、痛经）。

脾病（崩漏带下）经候不调。

（三）治则

1. 补肾气

（1）肾气虚——症见少女发育不良，月经应行不行，妇人婚后不孕而有腰酸肢楚，腿膝软弱，性欲淡漠等，用鹿茸、紫河车、巴戟天、续断之味补之（均为血肉有情之品）。

（2）肾阴虚——症见头晕目眩、腰痛、下肢痿软、潮热盗汗、虚烦不能眠，用熟地黄、首乌、山药、山茱萸等，滋养肾水。

（3）肾气虚寒——症见妇人下部冷感、少腹隐痛、带下纯白，性欲不高等，用附子、肉桂、艾叶、补骨脂、五味子等，温纳肾阳。

2. 疏肝气

（1）肝气郁结——症见月经不调（气郁血滞）痛经、经闭、胸闷胀、乳胀、精神抑郁。少腹坠胀为肝气逆，脾气虚——法宜疏木培土，为逍遥散类，郁金用于胸胁闷胀、肝胃气痛，治上中部。香附用于中下部气痛。

各症见：脘痛呕吐，心中疼热，气上冲心，不饥便秘。宜辛开苦降（疏肝和胃法）为温胆汤、左金丸。

（2）肝气亢旺——气盛暴厉，症见头目昏眩或目赤淋秘，用镇肝潜阳为龙骨、牡蛎、石决明、钩藤、白蒺藜、甘菊、牡丹皮（凉肝）或泻肝用龙胆泻肝汤。治经肝为先，疏肝经自调（治肝病方法可根据王旭高先生所论）。

3. 健脾气

脾胃为后天之本，主运化。

（1）脾气不振——食欲减退，倦怠无力，白带绵绵，用五味异功散；脾不统血之崩漏，用归脾汤。

（2）脾阳不振——腹泻时腹痛，用理中汤。

气血生化来源脾胃，百病生于气，气为血帅，故血病多由气机失调所引起。

第四节　从月经过多病案论气血同治

【病案】陈某，女，16岁，学生，莱阳市人，1991年4月初诊。患者于1990年2月月经初潮时量即偏多，此后连续几次周期尚准但量仍多，未介意。1990年10月月经来潮后持续20天不止而去医院诊治。血液检查：血红蛋白55g/L，红细胞2.3×10^{12}/L，白细胞5.0×10^{9}/L，血小板32×10^{9}/L，出血时间2分钟，凝血时间4分钟，诊为“原发性血小板减少”，住院50天，使用止血敏、维生素K、泼尼松、肌苷、辅酶A、长春新碱等药物，病情暂得控制（1991年1月29日查血小板70×10^{9}/L）。出院后病又发，经血淋漓不断，患者衰弱已极，继用上述药物效果不显，故求治于中医。

现患者经血不止已10余日，量忽多忽少，色淡质稀无块。自觉咽干，口渴，心烦。诊见患者精神不振，面色苍白，口唇、指甲淡白，体温36.2℃，血压90/49mmHg，舌淡苔少，脉象细而无力。4月12日血液化验：红细胞4.05×10^{12}/L，白细胞8.8×10^{9}/L，血小板38×10^{9}/L。诊为气阴两虚，血不归经。治以验方：炙龟甲10g，地骨皮10g，生地黄20g，阿胶10g（冲），焦栀子10g，地榆10g，白及10g，墨旱莲30g，连翘10g。水煎服，每日1剂，并嘱患者不用任何西药。

上方连服10剂，症无起色，且近日鼻衄2次，乃加白茅根20g，黄精10g，又进10剂，病仍迁延不愈（1991年5月5日化验血小板60×10^{9}/L），症情基本同前。因此病以气虚不摄为主，故改立补气养血摄血一法，取当归补血汤合胶艾四物汤方义组方：熟地黄30g，当归9g，白芍12g，川芎3g，阿胶10g（冲），黄芪30g，炒艾叶1g，仙鹤草20g，连翘10g。5剂后，症有所减，血已渐少。上方去熟地黄、川芎，加党参12g，生地黄炭30g，继续服用。后值经期，血量又增，嘱患者不须停服，至20剂时，血渐止，但有时仍淋漓而下。1991年6月2日血液化验：血红蛋白140g/L，红细胞4.5×10^{12}/L，白细胞7.8×10^{9}/L，血小板90×10^{9}/L。上方加乌贼骨12g，连服15剂，出血已停，1991年6月28日查血小板为110×10^{9}/L。嘱患者停中药，注意饮食调补。1991年12月及1992年2月随访，患者月经恢复正常已4个周期，体质转佳，并已复学。

【按语】通过本例的辨治，进一步明确了两点：一是作为中医临床的辨证论治原则，必须时时遵循。本例初诊给予升提血小板验方，但疗效不理想，转而按辨证论治原则，根据“气不摄血”的主要病机，立补气养血摄血治法，以常方收到平中见奇之效。当然根据现代药理研究指导中药的临床应用，也应当进一步探索，如本例始终应用的连翘、阿胶等药（文献报告具有升血小板作用），就是根据这一点使用的。二是要从病机上认识到凡血证多气血并病，凡治血须气血同治，因“气为血帅”“气能摄血”“气能生血”，故尤应注意气分的调整。本例的病机关键为气虚，故重用党参、黄芪等补气药，因本例病程长、出血多、血虚严重，故亦配以较大量的阿胶、当归等补血药及生地黄炭、仙鹤草等止血药，气血并治而收功。

第五节　论妇科中的“三”

“三”为肝木之数，妇科以肝木为先天。所以，在审病治病方面，可以抓住“三”字，辨证施治，达到执简驭繁的目的。现把本人的临床体会介绍如下。

（1）诊妇科病要分清三期：一是青年期，病多在足少阴肾经；二是中年期，病多在足厥阴肝经；三是老年期，病多在足太阴脾经。

（2）调治月经病要抓准三期：一是经前期病，以行气活血为主；二是经中期病，以补肾助阳为主；三是经后期病，以滋阴养血为主。

（3）治崩漏三法：一是塞流，药用黄连、黄芩、黄柏、栀子为主；二是澄源，药用党参、黄芪、甘草为主；三是复旧，药用地黄、芍药、当归为主。

（4）妇科三痼：是指妇人三种顽固性疾病，即羸瘦不生肌肤，绝产乳及经水闭塞。

（5）妊娠病三大纲：即阴亏、气滞、痰饮。

（6）产育三难：指三种难产，即横生、足位产、臀位产。

（7）产后三禁：即禁发汗、禁攻下、禁利小便。《素问病机气宜保命集》云：胎产之病从厥阴，无犯胃气及上下二焦，谓之三禁。不可汗、不可下、不可利小便，制剂之法不能犯三禁。寒凉之药亦在禁例。

（8）产后三审：先审少腹痛与不痛，以征恶露之有无；次审大便通与不能，以征津液之盛衰；再审乳汁行与不行及乎饮食多少，以征胃气之充馁。

必先审此三者，以脉参证，以证合脉，脉证相符，虽异寻常，治之必愈，脉证相反，纵无危候，必多变端。产后恶露以弥月为期。

（9）产后三因：产后之证多端，其源有三：一曰血虚火动，产后出血过多，如烦躁、发热，补之；二曰败血妄行，产后虚火上载，败血妄行，如头晕、腹痛，散之；三曰饮食过伤，产后火伤元气，脾胃虚弱，如痞满泄泻，消之。

（10）产后三急：产后诸疾以呕吐、盗汗、泄泻为危急之症，若三者并见必危。

（11）产后三冲：产后败血上冲有三,一是败血冲心，症见癫狂，花蕊石散主之，难治，未见癫狂用失笑散；二是败血冲胃，症见饱胀呕逆，平胃散加姜桂主之；三是败血冲肺，症见面赤、呕逆欲死，二味参苏饮加芒硝。双胎一死一生者：用蚧爪20对，甘草4.5g，阿胶15g，肉桂3g，服后死者即出，生者即安。

（12）产后三病：即痉、郁冒、大便难。

（13）产后三脱：即气脱、血脱、神脱。

第六节　论带下病之治则及用药

治疗带下病不论新久、颜色、质味不同，治则都宜截止而不能任其下注。故椿皮、白槿花、鸡冠花、乌贼骨、山药、龙骨、牡蛎等成为治带病的常用药。因其皆有固托带脉，止其下注之功能。

病初起带下属湿热者，配以苍术、薏苡仁、黄芩、黄柏等；带下秽臭者，配以土茯苓、墓头回（苦涩微寒，收涩，漏下赤白带，用量3～5g，对带下有秽臭者颇效）；带下时久寒湿者，配以艾叶、茴香；带下阳虚者，配以鹿角霜、白蔹；精枯者，酌加阿胶等。

常用药物可大体分为以下几类。

（1）升提带脉药：升麻、五味子。升麻为升提带脉弛松的常用药，如颓疝带下崩久者可用；五味子则为补肾宁心、益气生津、收敛带脉而奏升提之效。

（2）固托带脉药：龙骨、牡蛎、乌贼骨、椿皮。带下久陷，非固托不能奏效，除龙骨外，尚有牡蛎、乌贼骨、椿皮都有固托带脉的功效。

（3）止带脉之疼痛药：白芍、甘草。凡带脉失调而发生疼痛现象，芍药、甘草二者并用，有协同安抚带脉，而收止痛之功效。

（4）温带脉之寒药：艾叶、干姜。干姜辛热散寒，带脉受寒，则功能减退，弛垂而酸痛，用热药温暖，寒去而功能恢复。

（5）清带脉之湿热药：黄芩、黄柏、白芷炭、车前子。凡带脉有湿热滞留，黄芩之外可加黄柏。如果形体虚胖，湿重而兼阴部痛痒并有浮肿的，可加白芷炭、车前子，以增燥湿之力，白芷治湿热带下良效。

（6）补带脉之阴药：当归、熟地黄。带脉阴虚营亏，当归之外，可加熟地黄，效力更为显著。

附录：儿　科

中医儿科，起源甚早。最早见于《素问·通评虚实论》："乳子而病热，脉小者何为"的记载。至宋朝名医钱乙著《小儿药证直诀》，明朝王肯堂著《幼科准绳》，清朝叶天士著《幼科要略》《医宗金鉴》有"儿科心法"专编。至现代，儿科专著更是数不胜数。可以说，中医儿科，源远流长。

一、生理特点

中医儿科的范围：一般出生1个月内的为初生儿；2个月～2岁的为婴儿；3～5岁的为幼儿；6～12岁的为儿童。

小儿在不同年龄段的生理上有不同的特点，作为医者应当知晓。主要有以下几个主要方面的特点：①脉搏：初生儿每分钟170次左右，1岁以后100次左右，5岁以后80次左右。情绪波动或环境变化能使脉搏跳动发生变化，如惊吓、啼哭、兴奋、气候炎热能使脉搏加快。②呼吸：初生儿每分钟40余次，2～5岁每分钟20～30次，8～10岁每分钟18次左右。③消化：一般母乳停留胃中1.5～2.5小时，才能消化完。食物停留胃中需要3.5～4小时才能消化完毕。④睡眠：出生1～2个月的婴儿，几乎完全需要睡眠，1岁以内的婴儿，需要12小时的睡眠。⑤排泄：初生儿一两天内排泄黏稠绿黑半固体的粪便（脐粪），三四天后恢复正常。母乳喂养的粪便呈卵黄色，较软；人工喂养的粪便呈淡黄色，较硬。排大便每天约四五次或更多，排小便24小时8～15次。⑥体温：1岁在38℃左右，2～3岁和成年人基本相同。⑦小儿是纯阳之体，脏腑柔弱，体质不充，对虚实调理不当，易至危险。若有忧思情欲所伤，发病多为热证。⑧不能说话或能说话亦不足信，古称"哑科"。⑨常见有四大要症：惊、疳、痘、疹。⑩服药困难：尤其是汤药，注意酌加矫味药。

治疗小儿病必须注意生理特点，综合整体症状，诊断清楚，方可施治。

二、诊断

儿科的诊断，虽也离不开望、闻、问、切及八纲辨证。但因有其自身的特点，故也与成年人的诊断有所不同。

(一)望诊

1. 望面色

小儿面色的变化，对诊断疾病至关重要，故应特别重视。一般红色病在心，症见面孔红热，如热性病多见此色；青色病在肝，面见此色多主痛主惊；黄色病在脾，多见黄疸或为脾胃消化不良之症；白色病在肺，如呼吸困难引起的心力衰竭，或贫血、中寒等症；黑色病在肾，如寒性病（阴疝、肾阳虚）多见此色。若面黑而呈黄润色，则为肾气衰败之症。

2. 望眼神

从小儿眼神的运动和神色的变化来观察疾病，实践中也有重要意义。如见小儿瞳仁无神无精光，当知其多为肾虚病症；若目运动斜视或上视，多为脑病之症；若瞳孔不等大，应注意是否为脑膜炎、大脑炎之病变；若睡卧露睛，则当属惊吓之症；若目胞浮肿，则应属久咳或有水气之症；若见黄疸病当先见目黄；麻疹流行将发时目呈水样；如见目内膜色赤者属心热，如目内膜淡红色者属虚热。

3. 望五部

五部是按五行之说：肝属木，木旺在东，故左颊属肝；肺属金，金旺在西，故右颊属肺；心属火，火位于南，故天庭属心；肾坎为水，位于北方，故承浆（下颏）属肾；脾属土，土居中央，故脾配于面中央之鼻。五部的面色变化，对小儿疾病的诊断，也很重要。可以根据五部面色变化，结合五行生克，推知五脏病情的预期进退。如肝部（左颊）病现青色（木）是正病正色，若见他色是病色交错。若见黑色（水）为母乘子（水生木）相生为顺；若见红色（火）为子乘母（木生火）相生之逆；若见黄色（土）为病克色（木克土），其病不加为凶中顺；若见白色（金）为色克病（金克木），其病则甚，为凶中之逆。余可类推。

4. 望舌

望舌是望诊中很重要的一环，一身之病都可验之于舌。舌与内脏的关系，一般指舌尖属心（属上焦），舌中央属脾胃（属中焦），舌根属肾（属下焦），舌左边属肝，右边属肺。但望舌不能过于机械看，应以舌的质、苔、津、态作综合分析。如望质：若舌紫无苔，热在阴分；舌红无苔，热初入阴分（津液消耗少）；舌光如镜无苔，肾阴胃阳两伤；舌质肿大属虚，舌淡胃寒。如望苔垢：苔如地上之草根从下生，垢如地上之浮垢，刷之即去。垢无根者，表分浊邪所致，病浅；苔有根者，邪气内结，病深；苔分厚薄松实，色分白黑黄褐。

苔厚色黑者邪重，苔薄色白者邪轻，苔松色黄者胃气疏通，苔实色褐者胃气闭结。如望津：可知热邪之盛衰。若表邪初起，则舌津未伤；若腑热胃实，则舌燥津干。如望态：若脏腑有热，消灼津液，脉络失养，则舌硬；若如肝风内动，则舌上下左右伸缩，称为“弄舌”；若脏腑气虚，则出现舌短、舌卷、舒舌、舌蹇等症。

5. 望指纹

小儿三岁以内，须兼看食指的指纹。指纹分作风、气、命三关，食指的第一节为风关，第二节为气关，第三节为命关。三关脉络的纹路和颜色，可作为诊断的依据。一般纹色见于风关者轻，见于气关者重，见于命关者严重，直透“三关”者为危候。实践中风热初起，多见红色；内热过盛，多见紫色；虚证寒证，色泽发淡；惊风，多见青色；脾虚，多见黄色；疳证，多见白色；中恶冷痛，多见黑色；若三关通黑推按不动属血毒病重不治。若纹色不露者，病轻，纹色露者较重，纹色暴露更重；纹色灵活者轻浅，纹色不灵活者较重；纹色明显病在表，纹色沉滞病在里；纹淡细，皆属虚证，纹粗滞皆属实证。

（二）闻诊

闻诊，是指闻声音与闻气味，这里主要讲闻声音。通过“呼、笑、歌、哭、呻”五声的正常与否，来判断五脏六腑的病理变化。

1. 五声的正常

从五音来说，肝为角音，谓木音调而直，在声为呼，在志为怒，故发声为呼；心为徵音，谓火音和而美，在声为笑，在志为喜，故发声为笑；脾为宫音，谓土音大而和，在声为歌，在志为思，思而得之，则发声为歌；肺为商音，谓金音轻而劲，在声为哭，在志为悲，忧而哀伤则发声为哭；肾为羽音，谓水音沉而深，在声为呻，在志为恐，恐则气下，肾气在下，故声欲太息而呻出气。这是五脏的正常音。

2. 五声的异常

通过五声的异常，可以观察小儿的病理变化。如发现狂笑、冷笑等异常笑声，一般为心病的征象；如发现高呼欲狂、惊喊狂呼，火之大发，肝病之征也；如歌声无力，音轻颤柔，可见小儿脾虚胃弱之象；哭多为小儿正常之声，如有病理变化哭声则出现异常。如腹疼声短泪少，惊风声直而长，风寒声重音哑，肺炎哭声窒闷，病重声哀音直，有声无泪；呻多为肾病征象，一般衰弱的慢性疾患多见，如久病衰弱好发呻吟。

3. 听呼吸

初生儿呼吸约为每分钟40余次，1岁后小儿约30次左右。健康时呼吸次数少，脉搏跳动次数多。若出现病征，如急性肺炎，出现呼吸困难症候，往往呼吸急促，呼吸次数超过脉搏跳动次数。应引起重视，抓紧救治。

4. 听咳嗽

小儿咳嗽，咳重声浊表邪未净，咳声清高表邪已解，咳时无痰为干咳，咳嗽黏痰为肺燥，声促多啼为胸膜炎之疑似，声如鼾而忧为白喉之倾向，阵咳发作为鸡鸣声样吸气百日咳之征。

（三）问诊

（1）问寒热：是发寒还是发热，是有间隔寒热还是无间隔寒热，是高热还是低热，是昼轻夜重还是昼重夜轻等。

（2）问汗液：是有汗还是无汗，汗出是多是少，出汗时是白天还是夜间，是冷汗还是热汗，是自汗还是盗汗等。

（3）问饮食：思食不思食，能食不能食，食后舒适还是膨闷，喜冷还是喜热，是口渴欲饮还是口渴不欲饮，是饮多还是饮少等。

（4）问二便：次数、颜色、气味、便时有无特殊感觉等。

（5）问睡眠：睡的时间长短，是酣睡还是烦躁惊醒失眠，是昏迷不醒还是抽搐惊恐。

（6）问其他：有否哮喘、精神病等遗传病史情况，有否结核病的传染情况，是否患过麻疹、猩红热、百日咳。是母乳喂养还是代乳品喂养，是新病、旧病还是旧病又感新病等。

（四）切诊

1. 脉诊

根据小儿脉搏的浮、沉、迟、数、虚、实，判断病情的表里寒热邪正。一般浮脉为表，沉脉为里，迟脉（小儿脉6次以下为迟）为寒，数脉（8次以上为数）为热，虚脉为正虚，实脉为邪实。具体说：浮脉主外感风寒，沉脉主内伤饮食，迟脉属阴主病在五脏，数脉属阳主病在六腑，虚脉主正气不足，实脉主邪气有余。浮而有力属风热，无力属血虚，浮缓为风，浮数为热，浮紧为寒；沉而有力为积寒，无力为气虚，沉数为热，沉迟为寒；迟而有力为冷痛，无力为虚寒，浮迟为表寒，沉迟为里寒；数而有力为热盛，无力为阴虚，浮数为表热，沉数为里热；浮而无力为血虚，沉而无力为气虚，数而无力为阴虚，迟而无力为阳虚；实脉多见高热、阳毒、伤食、发狂、谵语等。如久病体虚，突现实大脉必有重大变故。

2. 触诊

（1）按额部：额冷属寒属虚，额热属热属实。

（2）按胸腹：软而喜按属寒属虚，胀硬拒按属热属实。

（3）按其他：耳梢、尻骨、四肢发冷、麻疹将出之象；单独指梢发冷，惊痫的先兆；足心热主热，足胫寒主寒；手指头冷主惊厥，中指独热主伤寒，中指独冷是将发痘痧。

以上四诊要综合分析，运用八纲辨证，分清阴阳表里寒热虚实，准确判断病情，才能对症下药，取得满意疗效。

三、治疗

儿科杂病有其自身的特点和规律，因而在治疗上有其不同于成年人的特点。治疗小儿常见病和多发病，一般常用的治法有疏风解表、清热解毒、消食导滞、平肝息风、安神镇惊、补脾健胃等。

（一）常用验方

谚云："要叫小儿安，常带三分饥与寒。"这是经验之谈。当今社会恰恰相反，人们大多只怕小儿吃不饱，穿不暖，溺爱孩子太过，很容易患病。最常见的有感冒、腹泻、惊风、疳积，古称“麻、泻、惊、疳”。

1. 治咳嗽方

［药物］霜桑叶6g，薄荷4g，炒杏仁3g，桔梗4g，枳壳4g，陈皮4g，紫菀4g，生白芍3g，甘草3g。

［用法］加300ml水，煎至开时加薄荷，再煎15分钟倒出。再加水150ml，煎15分钟倒出与头煎的药混合。本方剂量一般适用于1~6岁儿童，日3～4次，分服。

［加减］发热可加金银花9g；咽喉痛加牛蒡子4g，川贝母3g；不思饮食加炒麦芽6g。

【按语】本方系张珍玉教授治小儿感冒咳嗽的经验方，余屡用屡效，故特作介绍。另对6岁以上小儿患感冒咳嗽，用下方甚效。药物：百部9g，橘红6g，甘草6g，生地黄6g，金银花6g，麦冬6g，天冬6g，前胡5g，蝉蜕3g，麻黄2g，水煎服，日3次。

2. 治腹泻方

［药物］炒山药30g，鸡内金10g。

［用法］共为细末，分10次服，每日3次，此为6岁以下小儿量。如不满1岁小儿，每次服1g，开水送服。

【按语】如属消化不良性泄泻，可用下方：白术3g，茯苓3g，甘草4.5g，车前草3g，木香3g，砂仁3g，焦三仙各3g，鸡内金3g，木通1.5g，泽泻1.5g，陈皮1.5g，香附1.5g，水煎服。

3. 治惊风方

［药物］生大黄0.6g，粉甘草0.6g，朱砂0.6g。

［用法］共研细末，用红糖10g，开水化开送服。

［主治］小儿怕惊，害怕见生人，古称“客忤”。

【按语】小儿惊风，多常见。亦可用下方治疗：茯苓10g，薄荷2g，蝉蜕6g，钩藤3g，灯心草10g，水煎服。

4. 治疳积方

[药物] 白术2g，茯苓10g，甘草3g，神曲6g，薄荷2g，钩藤5g，蝉蜕2个。

[用法] 水煎服。3剂，2日1剂，分6天服完，上为1岁小儿量。

[加减] 若外感咳嗽加桑叶、杏仁；若百日咳用猪肉膘30g，大蒜30g，共一起包饺子5~6个，煮熟，分3天食之。

[主治] 小儿消化不良引起头发打绺，搓鼻揉眼等症。

5. 治脱肛方

[方一] 黄芪10g，防风3g，赤芍3g，水煎服。

[方二] 雄黄3g，威灵仙3g，谷精草3g，蛤粉3g，共为细末，公鸡肝蒸熟和食之。

[方三] 外用五倍子15g，煅白矾5g，搽肛门。

6. 治尿闭方

[药物] 葱白3棵，车前草3棵，捣烂敷脐上即通。

[主治] 新生儿小便不通。

7. 治包皮红肿方

[药物] 煅白矾、百草霜（锅肚灰）各等份。

[用法] 为末，香油调搽。或用白矾烧水洗患处亦可，尿道口肿痛亦可洗。

【按语】此方曾治多人，屡用屡效。2014年4月，到乳山某牙科诊所治牙疾，恰遇刘大夫之子（11岁），阴茎龟头肿胀，疼痛难忍，准备到烟台毓璜顶医院诊治。便出方用白矾烧水熏洗患处，每天熏洗3~4次，立时止痛，3天而愈。

8. 治疝气方

[药物] 川附子、干姜、青盐（食盐亦可）、小茴香各9g，水煎汁，加入麦麸250g，共炒，熨患处，一般2付即可。

【按语】当地农村，常用野生草莓（土语“葡莓头”）若干，每日服3次，每次根据小儿大小服3~10个，效果良好。

9. 治食后腹疼方

［药物］黑、白丑各3g，五灵脂5g，香附4g。

［用法］水煎服，日服3次。此为6岁以下小儿量。

10. 治痄腮方

（1）外用方

［药物］仙人掌1片，石膏15g。

［用法］共捣烂，敷患处，24小时更换。

（2）内服方

［药物］板蓝根10g，蒲公英6g，紫花地丁6g，金银花8g，防风6g，桔梗6g，甘草6g，夏枯草10g，连翘10g。

［用法］水煎服，1日1剂，分3次服。此为10岁小儿量，年龄更小的儿童，可酌量减少。

11. 治小儿阻塞性黄疸方

［药物］茯苓2g，泽泻2g，竹叶2g，钩藤2g，黄芩2g，白扁豆2g，陈皮2g，茵陈2g，栀子2g，甘草2g。

［用法］水煎服，1日1剂，可随时服用。

【按语】此为治小儿阻塞性黄疸方，上为5个月内婴儿用量，小儿大者可酌量增加。

（二）杂病治验

1. 哮喘

宋某，女，5岁，青岛人，1990年6月来诊。患者自幼患哮喘，至今未愈。每因感冒或饮食不节，病情加剧。曾到各医院均诊为哮喘病，服药很多，仍未好转。后询问于我，即给予“保儿宁”20丸，服后见效，又配服20丸，病即痊愈，再未复发。

［处方］防风、薄荷、前胡、杏仁、枳壳、陈皮、川贝母、青皮、广木香、蝉蜕、钩藤、天竺黄、藿香、山楂、神曲、麦芽、僵蚕、全蝎、黄连、茯苓、甘草各90g。

［用法］共为细末，炼蜜为丸，朱砂15g为衣，每丸3g，1～3岁每次服半丸，5～10岁每次服1丸，日3次。

【按语】此方能解表止咳，消食化积，行气镇惊。对于感冒、咳嗽、食积、腹胀、惊风等症，均有良效。当今之世，国富民安，衣食无忧，尤对小儿多娇生惯养，溺爱过甚。饮食多肥甘有余，易食积，积热伤脾，故“脾常不足”；衣着多厚暖太过，易郁闭生热伤肺，故肺易感外邪而喘咳。二者蕴热而生风，导致小儿惊啼不安，久病缠绵不愈，故“肝常有余”。经临床深入研究，特创立“保儿宁”一方。该方药不仅可制作丸药，亦可研成细末装胶囊服用。本药治小儿疾病运用得法确有良效。但若有心脏病，切忌不可使用。

2. 食积腹痛

刘某，男，9岁，莱阳人，1998年9月来诊。患者腹痛2年，花了2000多元，去各处治疗未愈。后经其祖父介绍来诊。症见腹部压痛不明显，自觉不欲食，食后腹部疼痛不安，大便正常，脉弦，舌暗。诊为食积气滞血瘀，遂用五香丸加味。

［处方］黑丑3g，白丑3g，五灵脂6g，香附6g，鸡内金5g，神曲5g。水煎服，连服10剂痊愈。

【按语】临床常见小儿腹痛，查不出原因，多认为神经性腹痛。中医认为小儿多因吃饭后哭闹而积食水，故用上方一般5剂即愈。该患者因病时间过长，遂服用10剂，花8元钱腹痛即愈。患者祖父喜出望外，甚为感谢。后凡遇此类腹痛，每服即愈。

3. 疳积

王某，男，1岁，莱阳人，2000年5月来诊。患者腹泻，易惊，饮食欠佳，经常揉鼻撕耳朵，头发成缕，睡觉常睁眼，或口吐涎沫，小便混浊淡红。诊为小儿疳积，治宜健脾祛风，方用“疳积散”。

［处方］茯苓10g，白术2g，神曲6g，蝉蜕2个，薄荷2g，钩藤5g，甘草3g。水煎服，3剂6天服完，即愈。

【按语】此症常见，人多不注意。先贤陈士铎谓：“小儿喜食生冷、糖食、肉食等损伤脾胃，因泻成惊，治宜健脾祛风。”故用白术、茯苓、甘草健脾，神曲消食，蝉蜕、钩藤、薄荷以祛风。临床常用此方治小儿疳积，效果良好。如兼发热可加金银花；有外感咳嗽，可加桑叶、杏仁。上方仅为1岁小儿量，如3～5岁可酌情加量。

4. 便秘

孙某，男，12岁，2006年3月来诊。患者腹泻后曾服土霉素止泻，嗣后大便秘结，3～4天服通便药，才能大便1次，甚为痛苦。患病1年多，形成习惯性便秘，多方治疗无效，后来我处就诊。查脉弦数无力，舌胖大苔黄燥，饮食尚可，腹不痛但时有恶心。诊为脾虚燥结，曾试用莱菔子1斤压面作蜜丸服用无效，乃用自创方“便通宁”。

［处方］生白术30g，柏子仁30g，大麻仁30g，杏仁9g，郁李仁9g，竹茹15g。水煎服，连服10剂而愈。

【按语】用生白术健脾生津（因脾不能为胃行其津液也），用“四仁”润便，竹茹止呕，故获得满意效果。此病例说明，在临床上不能全凭以往经验，即使是常见症，亦须详细辨证施治。

5. 尿床

芮某，女，13岁，学生，莱州人，1998年6月来诊。患者自幼尿床至今未愈，曾治疗过多次均无效果。现因上初中住宿怕同学笑话，无奈来我处求治。症见患者精神烦躁，面色正常，多梦而尿床，饮食尚好，小便清，无痛，脉弦细，舌尖赤。诊为心火上炎，下焦虚寒，故以“导赤散”清上并加温下药。

［处方］竹叶12g，甘草8g，木通6g，生地黄30g，升麻3g，川附子3g，小茴香5g。水煎服，连服10剂而愈。

【按语】小儿尿床是常见病，但多久治不愈。小儿尿床多数由做梦引起，因“脑为心神之府”，心神火动则睡不安，肾阳虚者则不固。故此方用于临床多效。

6. 流涎

张某，男，2岁，烟台人，1998年9月来诊。患者1岁多的时候，开始口角流涎，俗称“啦啦齿水”，久治无效，故来诊。见面色正常，指纹淡浅，饮食二便均正常。诊为脾虚，涎沫上泛。

［处方］生白术3g，益智仁3g，白扁豆2g，水煎20分钟，加入白糖少许，每日服3次，5剂即安。

［外用］天南星30g为末，醋调敷足心，每晚更换，2～3次即愈。

【按语】小儿口中流涎，俗称“啦啦齿水”。人体“五液”（涕为肺液，泪为肝液，汗为心液，唾为肾液，涎为脾液）中涎为脾液，脾虚不能运化水湿，涎液上行而为吐涎。故治宜健脾为主，涎自止也。

7. 湿疹

李某，男，3个月大，1983年10月来诊。小儿因患湿疹2个多月，用各种方法治疗均无效。恰其亲属与我相遇，问及是否有方治疗此症，我随处一小方，治疗3天基本痊愈。

［处方］苦参30g，石菖蒲30g，烧水洗患处。

【按语】湿疹是一种常见的皮肤病，古医书未有此名。婴儿湿疹则称“奶癣”，一般分有急、慢性期两种。急性期多湿热，慢性期多伴血虚。此例婴儿是急性期，故用苦参、石菖蒲清热利湿而愈。

8. 黄疸

赵某，男，1个多月大，1982年8月来诊。小儿发育良好，因喂食母乳营养过剩出现黄疸（目黄、身黄、小便黄），经检查胆红素20μmol/L，诊为湿热黄疸，治以清热利湿而病愈。

［处方］茵陈10g，栀子3g，郁金10g，茯苓10g，白术10g，泽泻10g，水煎服，1剂连服3天即愈。

【按语】新生小儿黄疸，即称胎黄。古人认为多由母体素蕴湿热之邪或婴儿初生后感受湿热之邪未及宣泄蕴蓄而成。如《幼科证治准绳》曰：“此乃脾胃气虚感受湿热，郁于腠理，淫于皮肤蕴积成黄，熏发于外故有此病。”据此，故用健脾清热利湿之茵陈蒿汤加减，治疗多例，取效甚捷。

（三）专病论治

1.麻疹

麻疹，是小儿时期常见的发疹性传染病，由麻疹病毒所引起。临床以发热3～4天后，遍身出现红色疹点，稍见隆起，扪之碍手，状如麻粒为特征，故名麻疹。我国早在宋朝《小儿药证直诀》中对本病已有描述："面燥腮赤，目胞亦赤，呵欠顿闷，乍凉乍热，咳嗽喷嚏，手足梢冷，夜卧惊悸多睡，并疮诊证，此天行之病也。"本病多见于半岁以上的婴儿，以1～5岁小儿发病率最高，流行于冬、春季节，夏季也可出现。近年来我国已研究制成了麻疹减毒活疫苗，在使用地区进行广泛预防接种后，基本已控制其发病和流行。

［病因病机］

古代医家对本病病因的认识有一个逐步发展的过程。宋朝医家认为与胎毒有关，如《小儿药证直诀》说："小儿在胎十月，食五脏血秽，生下则其毒当出。"后世医家通过广泛实践，细致观察，认为麻疹的病因用"胎毒"来解释不完善，如明朝《仁端录》说："疹虽胎毒，多带时行气候。"从而提出了"胎毒"加"外邪"的学说，到了清代则更进一步认识到麻疹是一种传染病，而且否定了"胎毒"学说，肯定了外邪为本病的病因。如《麻疹拾遗》与《痘疹会通》中指出："麻疹之发，多为天行疫气传染，沿门闾巷，遍地相传。""麻非胎毒，皆带时行，气候暄热，传染而成。"麻疹病毒，由口鼻而入，主要侵犯肺、脾两经。肺主皮毛，脾主肌肉，故疹点隐隐于皮肤之下，磊磊于肌肉之间。邪伤肺卫，故见恶寒、发热、咳嗽、流涕，甚或气喘、鼻扇等证候。肺热移于大肠，则生泄泻。肺热上攻可致喉头水肿、声哑。肺热犯心，心阳不振，可致内闭外脱之险症。邪毒伤及脾胃则口渴、纳呆、大便溏泄。肺胃热毒上壅口舌，可生口疳，也可上壅至咽喉，并发喉炎。邪毒窜入营血，可见疹色紫赤暗滞、稠密成片（出血性皮疹），或内陷心包而见昏迷、抽搐。

西医学认为本病的病原体是麻疹病毒，存在于患者的鼻咽分泌物及血液中。病人是惟一的传染源，通过咳嗽、喷嚏时飞沫的喷射而传布。从潜伏期到开始出疹的第1～2日传染性最强，其后由于人体中免疫抗体形成而病毒大大减少，传染性也明显降低，至出疹5日后传染性即消失。

［辨证施治］

（1）潜伏期

病毒侵入人体，约经过10天后出现症状，潜伏期内可有轻度体温升高。

预防麻疹方：升麻3g，葛根6g，白芍5g，甘草3g，紫草3g，水煎服。此为3岁以内小儿量。

（2）前驱期

［症状］平均4天，起病较急，体温渐高，可达40℃，咳嗽、喷嚏、流涕，咽部及眼结膜充血、怕光，眼泪汪汪，疲倦纳呆，有时出现呕吐、腹泻。至第2～3日，在颊黏膜出现如针尖大小的灰白色小点，周围绕以红晕，称为“麻疹黏膜斑”，是麻疹早期诊断的依据。

［治疗］辛凉透表。

［方药］荆芥、防风、浮萍、豆鼓、蝉蜕、薄荷、前胡、牛蒡子、杏仁、桔梗。如身热无汗，苔白脉浮数，疹点透发不畅，可加麻黄、苏叶助其发汗透疹。有便泻者加升麻、葛根，以利升提。如疹点欲出未出，可加外用熏洗方：鲜芫荽、浮萍、西河柳、生麻黄各15g，布包，陈酒半斤，煮沸，待药液稍温，揩擦额、面、鼻和手背等皮肤暴露部分。

（3）出疹期

［症状］一般在第4天出疹，先在耳部、颈后、发际部位出现，逐渐蔓延到面部、躯干、四肢、手掌和足底。皮疹大小不等，初为鲜红色斑丘疹，以后逐渐增大加密，颜色也变为暗红。疹盛时可互相融合，但疹间仍可见到正常皮肤。体温可达40℃左右，皮肤灼热，咳嗽加剧，两眼红肿，声音嘶哑、精神萎靡，有时烦躁或谵妄，或有呕吐、腹泻。肺部呼吸音粗糙，颈淋巴结和肝脾可有肿大，本期约3天。

［治疗］清热解毒、佐以透疹。

［方药］清热透疹汤（验方）——金银花、连翘、紫草、升麻、葛根、甘草、桑叶、菊花、蝉蜕、牛蒡子、西河柳。本方有清热解毒和透疹的作用。如疹点隐约不扬或透而不畅，应加重发汗透疹的西河柳、葛根、牛蒡子之类，同时可配合外用熏洗方。若疹点已密，伴高热口渴，为毒邪化热、燔灼气分，当清热解毒为主，宜重用金银花、连翘、紫草之类。热证已很明显，而疹点尚未出透，则当清热解毒与透疹并重。

（4）恢复期

［症状］皮疹出齐后即按发疹次序渐次隐退，同时热度下降，其他症状也很快减轻。疹退后留下棕褐色斑状色素沉着，并有麦麸状脱屑，约2～3星期后完全消失，本期约3天。

［治疗］甘凉养阴。

［方药］沙参麦冬汤——沙参、麦冬、玉竹、桑叶、天花粉、白扁豆、甘草。本方具有滋养阴液、清化余热的作用。多数患儿在出疹期因高热灼伤阴液，故需滋阴清热以善后。然一般轻症病例进入恢复期已不需服药，只要护理恰当，即可康复。

本病预后一般良好，在适当的治疗和护理下，10天左右即可恢复。但年龄幼小、体弱、营养不良或佝偻病患儿容易继发感染，使病情加重。病愈后免疫力甚强，一般终身不再感染。

［并发症］

（1）肺炎：是麻疹最常见的并发症之一，大多数发生于出疹期，可由麻疹病毒本身引起，但多数是因感染细菌或其他病毒所致。因患儿肺组织已受麻疹病毒损害，故对继发感染抵抗力更差，常易造成重症。特别是6个月至3岁乳幼儿常形成较广泛的支气管肺炎和间质性肺炎。

症见高热、咳嗽、痰声呼呼，呼吸急促，鼻翼扇动，甚至面唇青紫，舌质红或绛，苔黄脉数，为热毒郁肺。治宜辛凉宣肺，清热解毒，方用麻杏石甘汤加黄连、黄芩、连翘等。如痰浊较多、气急不甚者，可选用加味泻白散（桑白皮、地骨皮、甘草、太子参、茯苓、知母、黄芩、粳米）或苇茎汤（苇茎、薏苡仁、瓜瓣、桃仁）以清肺化痰。

（2）喉炎：多数患儿伴有轻度喉炎，如再继发细菌感染，可形成严重喉炎，若不及时处理，可因窒息而危及生命。

［临床表现］声音嘶哑，犬吠样咳嗽，面色青紫，烦躁不安，吸气性呼吸困难等，为热毒上攻所致。治宜清热解毒，消肿下痰，方用清咽下痰汤（元参、桔梗、甘草、牛蒡子、马兜铃、贝母、栝楼根、射干）。若病情加剧，则当及时采用中西医结合治疗，有窒息可能者，应准备随时作气管切开以救危急。

（3）肠炎：患儿常有轻度腹泻，如次数增加，一天4～5次以上，水样便或夹有少量黏液，这是麻疹并发肠炎，为热入大肠所致。治宜清肠退热，方用葛根芩连汤。如大便黏腻赤白相兼里急后重，属湿热作痢。治宜清热凉血止痢，方用白头翁汤。若恢复期而仍有泄泻者属病后脾虚。治宜参苓白术散健脾益胃。

（4）循环衰竭：多出现于体弱或并发肺炎的患儿。临床表现疹色淡白，隐而不透，面色苍白，口唇青紫，四肢不温，甚或厥冷，舌淡苔白，脉微弱，为阴虚气弱所致。治宜益气回阳，用补中益气汤加红花等，以益气和中，活血透毒。若见四肢厥冷，脉象微弱，宜急用参附汤以回阳救逆，托毒外透。

（5）脑炎：较少见。症状出现大都在出疹后2～6天，以第2日为最多，最迟尚有在生疹后3周发生，也有极少数先皮疹而出现者。临床表现高热，疹色紫暗，稠密成片，烦渴谵妄，甚或神昏抽搐，舌质红绛起刺，为毒陷营血所致。治宜凉血清热，镇惊开窍，方用化斑汤、犀角地黄汤、紫雪、安宫牛黄丸等。

［诊治要点］

（1）治疗麻疹要掌握三大法则，即：透表、清热、养阴，其中透表一法又是治疗的重中之重。因疹透则无热可清，无毒可解，无毒热之燔灼，津液不受其伤，也就无需养阴。透表法中又要重视夹正达邪，特别是素体阳虚的患儿，或疹发不全，或透发不全，可于透疹方中加生脉散，以助正气。

（2）疹出已透的特征：手足心及鼻见到疹点；疹稀则匀稀，疹密则匀密；疹形高隆圆润，疹色红泽鲜活。

（3）疹伏不透的常见原因：风寒束表，正气不足，素有内热，胃肠积滞，素有肺疾。

（4）疹毒属阳，透表法以辛凉透表为主。但有时也用辛温透表药物，则多在风寒表证较重或素体阳虚的情况下用之。

（5）常用辛凉透表药：有牛蒡子、蝉蜕、薄荷、白茅根等。牛蒡子清利咽喉，疏散风热，清泄之中兼有透发。麻疹患儿多伴咽喉红肿，实为透疹要药。蝉蜕、薄荷，轻清凉散，具有疏解风热、宣毒透疹之效。白茅根甘凉，能清肺胃之热，且味甜可口，易为小儿接受，为民间透疹常用药。浮萍辛寒，透疹力大，若非血热毒盛之疹出不畅者，一般不轻易使用。

（6）常用辛温透表药：有较平和的荆芥、防风。荆芥能入血分而透散风热，用于透发麻疹最为合适；防风较荆芥性温，发汗解表作用胜荆芥，但透疹之力则不及。若风寒外束、疹出不畅，可两药合用。麻黄为辛温发汗之峻药，有宣肺定喘之效，多于麻疹并发肺炎时用之。芫荽、西河柳，仅有透疹作用，而无解表散邪功能，民间常以单味药煎汤服用，但不可过于依赖。

（7）升麻葛根汤是古书中常用的方剂。升麻、葛根有升举清阳作用，尤其是升麻，升提之功长于解毒。疹为阳邪，先发于头面，目赤羞光，面颊潮红，症似风温，如用升提之品，恐致毒壅于上，发生喉肿喘逆等疫症，故应慎用。一般多在脾阳下陷，中气不足，面色㿠白，面部疹点不显时，始用升麻升发清阳，以助透疹。葛根则多用于久泻脾气下陷，或疹未出而泄泻无度的患儿，以升阳益脾，透热解肌。疹后余热不解也间或用之。

（8）血分药在透疹中不可或缺。如赤芍、紫草、桃仁、红花、牡丹皮、生地黄等，可根据疹色深淡，疹毒轻重，权衡应用。若麻疹初起无明显血瘀现象，可加赤芍以活血通络，意在通达疹毒外出之路；若疹色紫暗，舌绛唇紫，毒热颇盛者，可用紫草凉血解毒；若疹色晦暗不鲜，为血瘀的象征，桃仁、红花可随症选用。

（9）在麻疹的透发期，药物的作用在于因势利导。凡苦寒之药，皆有沉降凝滞之性，若早用之，必挫其热势，留其疹毒，以致疹伏不出，而导致逆变。

2. 胎毒

胎毒的临床表现：眼目赤肿，身有脓疱，疮疖，猴疳（臂部和肛门周围溃烂）等。发生的原因：①父母血液中有梅毒（因胎儿以母血来供养，母血有毒自然受其传染）；②孕妇常吃辛辣、温热刺激之食品；③孕妇情绪不稳定；④其他如由发热、疟疾等病引起。

胎儿在母腹中完全资母血维持生活，母体气血调和，则胎儿无病。如父母有梅毒，母体血液中有大量热毒，即随供给胎儿的血液而传于胎儿。如孕妇常吃辛辣、肥腻食物和因病常服辛热药品，首先影响到脾胃。脾胃为后天之本，取水谷之精气养心化赤为血，从冲任脉下注胞中以养胎。若脾胃燥热，则侵袭胎儿。肝为藏血之脏，又主胞室，肝在志为怒，如孕妇气急志怒，则火生于肝，肝经热则血热，血热于胞。血燥而热以生，胎儿必中热毒。

初生儿体力未充，所留胎毒在未生时赖母体体力以抵御之，既生之后，必借医药之助，方能解除。治疗方法，不外乎凉血、活血、清热、消炎诸法，如当胎儿初生后，用甘草、黄连、大黄、金银花等药煎汤洗之，皆属此法。但清热解毒法中必须找出出路，如将热毒从大便排出或从小便排出，方能奏效。否则闭门逐寇，则不能见功。如系遗传性梅毒较重，在凉血、活血、清热、解毒诸法中，再辅以注射婴儿驱梅剂，收效更佳。

3. 疳症

疳者，干也。此症最能消耗气血，煎灼津液，外状肌肉消瘦，皮毛焦枯，肢体如柴，故名为“疳症”。常见的慢性和衰弱性胃肠功能障碍，营养紊乱等疾患，皆称疳。

中医古籍以五脏主症和兼症分为心疳、脾疳、肝疳等19种。发病原因：皆由脾脏运化失常所致。因小儿脏腑组织脆弱，过餐饮食，于脾家一脏有积不治，传之余脏而成疳症。若脾家病去，则余脏皆安。张山雷曰：“食物太杂，不能消化，积滞多而生内热，则体日瘦而腹日胀。”总之，脾胃虚损，运化失职，积滞胶固，津液消耗，是造成疳病的主要原因。

［症状］①身体发热，尤其五心更甚，或吐泻或吐泻物中夹有蚘虫；②体质消瘦，唇焦舌燥腹胀，青筋暴露，晚发热自汗盗汗，骨蒸皮毛憔悴；③饥不择食，见有喜吃泥土、生菜、纸屑等异物者。

［治疗］脾疳——健脾消积，清热杀虫；心疳——补血清热，镇静安神；肝疳——抑肝扶脾，消积杀虫；肺疳——补肺清热，滋阴生津；肾疳——补肾滋阴，清热杀虫；疳泻——清热渗湿；疳痢——行气消积；疳肿胀——调气利水；疳渴——清热生津；疳热——滋阴清热；脑疳——清热杀虫；眼疳——泻肝清热；鼻疳——清热杀虫；牙疳——泻热解毒；脊疳——杀虫消疳；蛔虫——杀虫理脾；无辜疳——清热消疳。

4. 惊风

惊风，古称有“八候”：搐、搦、掣、颤、反、引、窜、视。搐，手臂伸缩；搦，十指开合；掣，肩头相扑；颤，手足动摇震颤；反，身向后反仰；引，手若开弓；窜，目直视而似怒；视，睛露而不灵活。惊风一般分为：急惊风、慢惊风、慢脾风。

急惊风（属阳）常见痰壅气促，牙关噤急，四肢瘛疭，耳目触异，神散气乱，二便秘涩，脉多洪数，多因心肝火盛，风寒郁闭所引起。慢惊风（属半阴半阳）发作缓慢，抽搐时作时止，面色淡黄或青白相兼，昏睡或睡时露睛，脉来迟缓，神气惨淡，还有夹痰、夹热之症，禀赋虚弱，脾虚肝盛，或急惊风过用峻药，伤其脾胃是致病主因。慢脾风（属阴）症见闭目头摇，颜面与口唇青暗，颜多汗，四肢厥冷，舌短声哑，呕吐清水，大便溏泻，吐泻既久，脾气大伤是其病因。

［鉴别］急惊风骤然发作属阳，有阳热有余等实象；慢惊风发作缓慢属半阴半阳，有夹痰、夹热之症；慢脾风纯虚属阴，有阴冷不足等虚象。

［治疗］一般原则是"急则治标，缓则治本"。急则以疏表、安神、开窍、止痉为主；缓则以温中健脾、回阳救逆、息风止痉等法为主。

5. 痢疾

痢疾，古称"肠澼""滞下"，属重症。隋巢元方始称"痢疾"之名。痢疾具有季节性和传染性的特征。发病原因：①外在因素：气候侵袭（风、湿、热）。巢氏曰："肠胃虚弱为风邪所伤，是为痢疾原因。"陈士铎曰："痢疾多起于夏天之郁热，又感雨露水湿之气以成之。"②痢疾诱因：经口传染，《千金要方》曰："由暑月多食肥浓油腻所致。"③内在因素：正气虚弱，邪之所凑，其气必虚。痢疾证治分型：湿热痢、疫毒痢、寒湿痢、阴虚痢、虚寒痢、休息痢。

［鉴别］痢疾与泄泻的鉴别：①排泄物不同：泄泻排泄水谷或化或不化，无脓血。而痢疾排泄物脓血相杂；②自觉症状不同：泄泻只觉困倦无力并无里急后重之感。痢疾里急后重，逼迫恼人（重的厉害）。

［治疗］表证—疏表、清热解毒；里证—清热导滞；寒证—健脾宣滞；热证—清热宣通；虚证—补涩药，如阳虚用补中益气汤，阴虚用驻车丸，久痢便滑用乌梅丸；实证—开壅去滞。

6. 乙脑

乙脑，西医称为"流行性乙型脑炎"，古代医籍中所记"暑温""伏暑""暑厥""暑风"等当属此症。乙脑具有季节性（夏至后、立秋前）和流行性的特点。本病是由于感染暑温病邪所致（戾气侵入）。可以分为轻型、重型、极重型三种类型，有高热、抽搐、昏迷三大主症。

［治疗］清热、解毒、养阴。轻型以辛凉透邪为法；重型以辛凉芳化为法；极重型以辛凉透邪，芳化息风为法。

［禁忌］辛温发汗、攻下、利小便、冷敷、兴奋刺激药。

7. 水痘

水痘，是儿童时期常见的一种急性发疹性传染病。多因气候不调，寒热失常；天气亢燥或阴雨多湿；风热之邪，郁于肌表，感染了水痘病毒所致。临床症见痘如水珠，易出易靥（结痂），浑身作痒，微热，分批出现斑疹、丘疹、疱疹、痂盖为特征。本病传染性强，常呈流行性。

［鉴别］①与天花的鉴别：水痘无重笃的前驱症（发热痘即出）；天花寒战高热之重笃前驱症明显；天花内容物混浊，呈脐窝状；水痘内容物液体透明，没有脐窝。②与天疱疮的鉴别：天疱疮经过较长，水痘结痂迅速。

［治疗］病初起宜辛凉宣达，方用银翘散；热甚不解，加减连翘饮。

［禁忌］辛热发散；盲目补托。

8. 腮腺炎

腮腺炎，古称"痄腮""大头瘟"，是一种小儿常见的急性传染病。多因天时不正，感发传染腮腺炎病毒所致。症见耳下连腮，肿胀作痛，或伴有怕冷发热等症状。

［治疗］以祛风、清热、解毒、消炎为主，方用加减普济消毒饮。

9. 猩红热

猩红热，古称"烂喉丹痧"或"喉痧"，是一种急性呼吸道传染病。以发热、咽峡炎、全身弥漫的猩红色皮疹为其特征。多因自身肺胃蕴热，感染猩红热病人和链球菌带菌者所致。感染途径主要由空气传播，直接或间接均可。症状多见恶寒、高热、呕恶、烦躁、咽喉赤肿、饮食不利。

［本病特征］舌色鲜红，呈刺状如杨梅；咽喉肿胀，有黄白斑点；唇口及颐部不见丹痧，反而苍白；面部无疹，摸之不触手。而疹子特征不同：疹间有健康皮肤，面部独多，摸之触手。

本病初起，宜透发，疏解表邪，清热滋阴。

［禁忌］燥热药品。

10. 急性肠胃炎

小儿因饮食不洁和不节，伤及肠胃，容易引发急性肠胃炎。出现的症状一般分为“轻型”和“重型”两种：轻型症状表现为倦怠、不欲食、或吐或泻、时有发热等；重型症状表现为吐泻、厥冷、腹痛等急症。脉浮数，指纹红紫为阳性；脉沉迟，指纹淡红为阴性。

治疗方法常用的有以下几种。

（1）吐泻交作，发热恶寒，脉浮，用藿香正气丸。

（2）伤食过重，胸脘胀满，用保和丸。

（3）寒湿脉沉，用附子理中汤。

（4）但吐不泻，用平胃散。

（5）但泻不吐，用五苓散。

（6）寒热混淆，清窍闭塞，发于暑季，宜用周氏回生丹或燃照汤。